「にごり酢」だけの免疫生活

JN099661

前橋 健二

青春新書
PLAYBOOKS

にごり酢に秘められた「酢の第二のパワー」を知ってもらいたい

近年、「健康寿命」が意識されてきた折、未曽有《みぞう》の疫病に世界が脅かされることになり、人々の健康意識はますます高まっています。そうなると、まず気になるのが日々の食事です。いったい、何を食べたら健康でいられるのでしょうか？

東洋に古くから伝わる「医食同源」の考え方は、薬も食事も同じもので、良い食事を取っていれば薬の効果が得られるということです。これは今日の機能性表示食品や「特定保健用食品（トクホ）」の概念の基礎になっています。

特にトクホは国がお墨付きを与えて、効果を表示することが許可された食品です。科学的に効果と安全性が検証されたものなので、安心して食べられます。しかし、実際には病気になったりなりそうなときでないと、なかなかトクホに手が伸びないという方も多いでしょう。そこで、私がぜひおすすめしたいのが「発酵食品」です。

発酵食品はもともと、食糧を保存する技術から経験的に生まれたものなので、非常に長い歴史を持っています。微生物が増殖した食品を発酵食品というのですが、もちろん安全な微生物であって、もし安全でなかったらただの腐敗です。

科学的な研究がなされるずっと前から、人類は特別な菌を腐敗菌や病原菌と区別して食してきているのです。長い食の歴史のなかで、微生物はからだに良いもの、おいしいものとそうでないものに淘汰されてきました。

科学が進歩したいまは、くわしく試験して安全性や有効性を知ることができますが、その結果はこの先いつ覆《くつがえ》るのか、誰にもわかりません。それに対して、長い食経験があるものは、少なくとも安全性については問題がないといえます。

有効性については経験的に知られているものや、科学で証明されたものもあります。また、効果の理屈がわかっていなくても、将来もっと科学が進歩したときに明らかになることが期待できます。人類の食経験はときとしてサイエンスを超えた説得力を持つのです。

発酵食品は数多くありますが、そのなかで酢（ビネガー）を今回は取り上げたいと思います。酢は人類の使用の歴史が最も古い発酵調味料です。すでに健康に良いものであると誰もが認識していると思いますが、最近、「酢の第二のパワー」ともいうべき、新たな興味深い知見が現れました。

「酢の第一のパワー」は主成分の酢酸による健康効果が中心でした。そして「第二のパワー」の源は酢酸菌《さくさんきん》であり、その力を秘めているのが「にごり酢」なのです。

酢酸菌は、人類と7000年もの長いかかわり合いの歴史を持つにもかかわらず、まったく関心を持たれたことのない影の存在でした。この酢酸菌にスポットを当て、多くの人々に知ってもらいたいという有志団体「酢酸菌ライフ」の趣旨に賛同し、セミナーに登壇させていただいたのが2019年秋のことです。

酢酸菌が主役に取り上げられるのはこの本がはじめてだと思いますが、もちろんこれまでの知見を覆すものではなく、よく知られている酢の効果に加えて、あまり知られていない酢酸菌の効果も意識していただきたいのです。

また、乳酸菌などとともに食のおいしさと健康を支える「発酵菌オールスターズ」に酢酸菌も含まれるということを理解していただけたら幸いです。

「にごり酢」だけの免疫生活　もくじ

なぜ「にごり酢」が見直されているのか

「にごり酢」の健康効果がわかってきた！　014
注目の的、「酢酸菌」がいるのはにごり酢だけ　015
免疫機能を整える「酢の第二のパワー」が！　018
「菌」だけど、食べても問題ない「酢酸菌」　020
普通の酢と同じ使い方で、素晴らしい健康効果が　023

酢をつくる「酢酸菌」のすごい話

じつは身近なところに存在している酢酸菌　026
「ビネガー」は「酸っぱいワイン」という意味　027
酢酸菌がつくり出す、個性あふれる「地酢」　029

酢酸菌は酸素のないところが嫌い 032
エサを細胞に取り込まない、不思議な発酵 035
酢酸菌はチョコレートづくりにも欠かせない 037
「ナタ・デ・ココ」は酢酸菌がつくっていた！ 039
「紅茶キノコ」こと「コンブチャ」も酢酸菌飲料 042
世界で大ブーム、「ケフィア」の健康効果も酢酸菌 044
ビールにも酢酸菌が入っているものが!? 047
ビタミンCの製造にも利用される酢酸菌 049

「酢酸菌」が免疫スイッチを刺激する

1gの発酵食品に含まれている菌は100万個以上！ 054
菌の成分が溶け込んでいる、液体の発酵調味料 055
消化管には100兆個の腸内細菌が棲んでいる！ 058
免疫機能に強く関連している腸内細菌 059

プロバイオティクスとプレバイオティクス 062
酢酸菌には花粉症をやわらげる効果が！ 064
ダニやハウスダストのアレルギーにも効果あり 067
特殊な成分「LPS」が免疫細胞を刺激 069
体内でアルコールを分解し、悪酔いを防いでくれる!? 073

伝統的製法による「黒酢」は酢酸菌の宝庫

黒酢は一般的な酢と比べ、原料を4・5倍も使う 076
壺のなかで半年〜3年も寝かせて、やっと完成 077
壺のなかで、乳酸・アルコール・酢酸のトリプル発酵 079
黒酢には血液をサラサラにする効果あり 081
血液の流れを改善し、心筋梗塞を防ぐ効果も 082
怖い病気を引き起こす高血圧を制御できる 084
気になるコレステロールと中性脂肪を減らす 086

黒酢の摂取で、からだがサビつく酸化をストップ 089
がんのマウスに黒酢を与えると、腫瘍が小さくなった！ 091
酒飲みに朗報、黒酢は肝機能も改善する 094
心筋梗塞や脳梗塞につながる血栓予防効果も 095
インスリンの効き目を強くして、血糖値を下げる 098
黒酢には「頭を良くする」効果もあった 100
女性が喜ぶ「美肌効果」も明らかに 101
溶け込んだＬＰＳの作用で免疫機能を活性化 102
バルサミコ酢などの長期熟成酢も黒酢と同じ効果が 104

おすすめレシピ
にごり酢・黒酢を食卓に取り入れましょう

おいしく食べて、酢酸菌のパワーで健康に 108
ラタトゥイユ 110 ／ **コールスロー** 111 ／ **酢豚** 112 ／

唐揚げの薬味酢醤油がけ 113 ／ 酢辣湯 114 ／ 海鮮ちらしずし 115 ／
ししゃもの南蛮漬け 116 ／ たこときゅうりとわかめの酢の物 117 ／
いかとセロリの酢味噌和え 118 ／ 甘酒ビネガードリンク 119 ／
和風ドレッシング 120 ／ フレンチドレッシング 120 ／
イタリアンドレッシング 121 ／ 中華ドレッシング 121 ／
にごり酢・黒酢を料理にプラス！ 122

お酢の「第一のパワー」も健康に欠かせない

昔から知られていた「酢の第一のパワー」 124
酢酸をはじめ、多様な成分が含まれている酢 125
1日大さじ1杯の「飲むお酢」で高血圧改善 128
血糖値の上昇をゆるやかにして、糖尿病を防ぐ 131
メタボにつながる「内臓脂肪型肥満」にも効果大 133
酢の摂取で内臓脂肪が減り、ダイエットも成功 135

「疲れたときには酢っぱい料理」は根拠あり 138
カルシウム吸収率をアップして、骨粗鬆症を予防 139
食欲がないときは、酸っぱい料理で脳を刺激 141
強い殺菌効果で日持ちを伸ばし、食中毒を予防 142

日本の酢と世界の酢の知られざる話

7000年前から酢を利用してきた人類 146
古代から中世の時代、酢は薬としても利用 147
古代ギリシャの酢の利用法「オキシメル」とは？ 149
最初につくられた酢の材料は果実酒 151
世界各地で独自の酒文化に根差した酢が 153
酢は塩と並んで、最も古くからある調味料 155
黒酢が受け継ぐ、日本古来の酢のつくり方 158
乳酸発酵の「馴れずし」から、酢酸発酵の「早ずし」へ 161

酢はつくり方も個性もさまざま 164
酢はいろいろな複合調味料にも利用 169

発酵食品の素晴らしい健康効果

日本の多くの発酵食品で活躍する麹菌 180
「味噌汁は不老長寿の薬」のことわざは根拠あり 182
醤油には免疫機能を強化する働きが！ 188
清酒を飲むと美肌になり、老化も防止 190
健康効果あふれる甘酒は、まさに「飲む点滴」 192
納豆も発酵由来の有効成分が豊富 196
ちゃんと発酵させた漬け物やキムチは栄養満点 197

〔本文デザイン〕青木佐和子／〔本文イラスト〕竹口睦郁／〔編集協力〕編集工房リテラ（田中浩之）

なぜ「にごり酢」が見直されているのか

酢は透明な調味料という

これまでの常識の外にあるのが、

最近、注目されている「にごり酢」。

普通の酢にはない「にごり」に、

素晴らしい健康効果が隠されています。

「にごり酢」の健康効果がわかってきた！

　酢が健康にいいことは広く知られています。記憶に新しいところでは、主に黒酢を利用する「飲む酢」のブームもありました。そして、健康に一層有効であると、近年、大いに注目されているのが「にごり酢」です。

「にごり酢」という言葉が使われるようになったのは、つい数年前のことです。まだ新しいジャンルの商品なので、どういったものなのか、よく知らない人も少なくないでしょう。

　にごり酢とはその名の通り、一般的な米酢や穀物酢などとは随分違って、透明感のないにごった酢のことをいいます。瓶の底に沈殿物があるので、混ぜると一層にごってしまいます。にごっているのはもちろん、製造方法に問題があるからではありません。あえて透明ではない酢に仕上げているのです。

　こうした不思議な酢が、さまざまなメーカーから相次いで販売されるようになりました。なぜ、わざわざ、見た目の良くない商品をつくるようになったのか。それは、最近の研究によって、このにごりの正体である「酢酸菌」こそが、健康に素晴らしい影響を与える物質であることがわかってきたからです。

酢酸菌とは、アルコールを原料として、酢の主な成分である酢酸をつくることのできる細菌の総称。糖から乳酸をつくる細菌のことを、まとめて「乳酸菌」と呼ぶのと同じ理屈です。

注目の的、「酢酸菌」がいるのはにごり酢だけ

ほとんど知られていないと思われる事実を紹介しましょう。じつは、酢は本来、そのなかに漂う原料の細かいカスや、無数に存在する酢酸菌によってにごっているものなのです。

しかし、一般的に販売されている米酢や穀物酢は、どれも透明なんだけど……？

こう思われるかもしれません。

確かに、多くの酢は澄み切っており、まったくにごってはいません。これはもともと透明だったわけではなく、製造過程で必ず生じるにごりのもとをフィルターでろ過

し、完全に取り除いているからです。

どうして、にごったままの状態で販売しないのでしょうか。その答えは、食品売り場の棚に、にごった酢と透明な酢が並んでいるシーンを想像するとわかります。

この2タイプの酢のうち、あなたはどちらを選んで買い物カゴに入れますか？　ほとんどの人が透明なものを買いたくなるでしょう。何となく、こちらのほうが不純物がなく、より上質な商品だと思えるのが理由です。

より品質に敏感な人は、本来、透明であると信じられている商品が、少しでもにごっていたり、底に沈殿物があったりしたら、店やメーカーにクレームの電話をかけるかもしれません。

また、ろ過が不十分で、原料である米のカスなどが残っていると、保管しているあいだに成分が不安定になる可能性もあります。こうした理由から、酢のメーカーは製造過程でしっかりろ過しているのです。

これに対して、酢の製造技術が発達していなかった時代は、原料の細かいカスや酢酸菌がろ過布をすり抜けていたようです。当時は、この透明ではないものこそが普通

《　にごり酢と通常の酢との違い　》

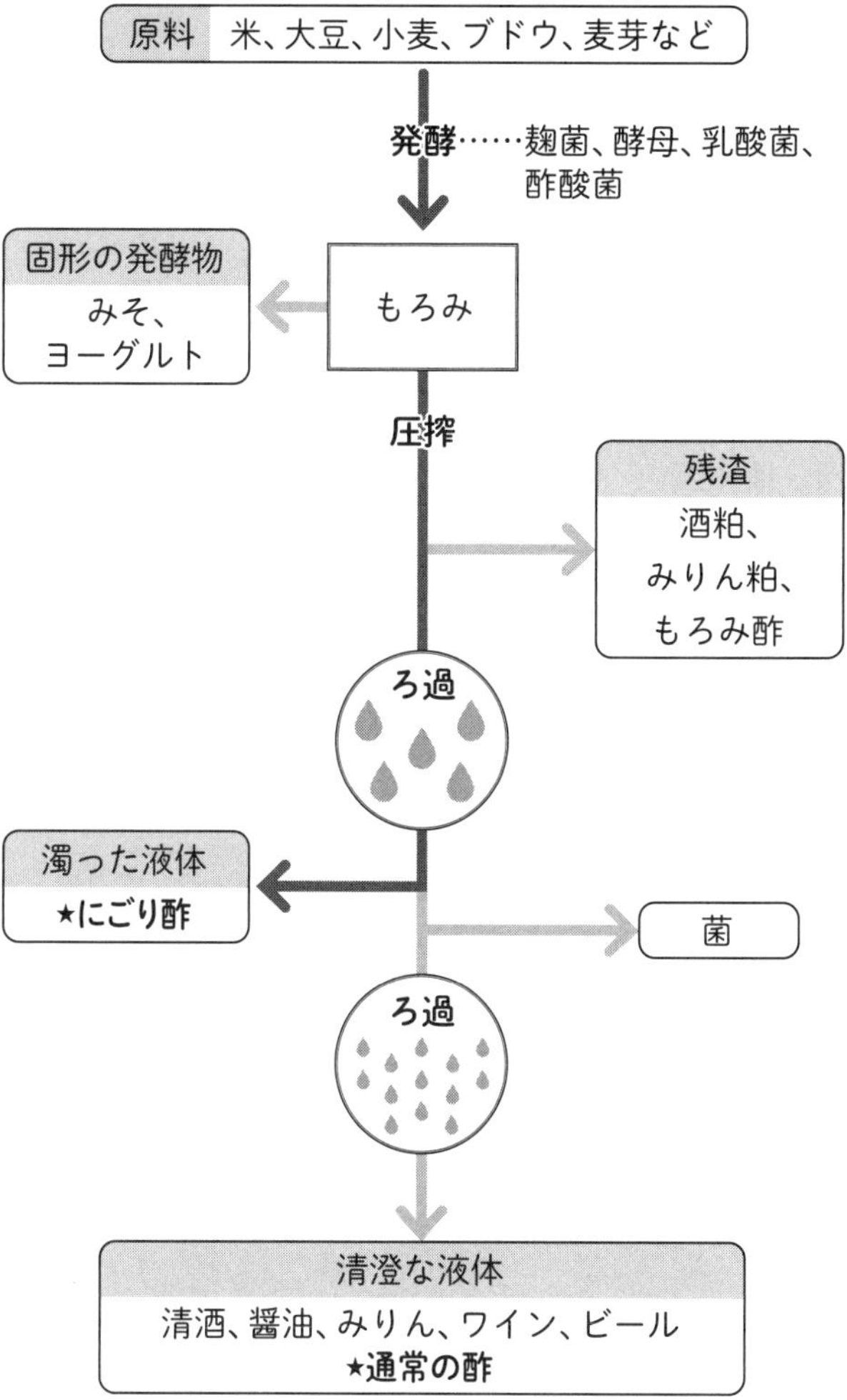

の酢でした。

どのメーカーが最初に透明な酢をつくり出したのかは明らかではありません。おそらく、江戸時代あたりまでは少しにごった酢が出回っていたものと思われます。昔の人たちは、普段から意識することなく、酢酸菌の健康効果をごく当たり前に利用できていたわけです。

現在はろ過技術が発達していて、さまざまなサイズのフィルターを利用できるため、原料のカスだけを取り除くといったことも可能です。こうした方法で製造し、健康に有効な酢酸菌だけを残したものがにごり酢なのです。

免疫機能を整える「酢の第二のパワー」が！

のちほどくわしく紹介しますが、酢酸菌がつくり出す酢酸、つまり酢そのものにも大きな健康効果があることが知られています。

酢が健康に与える好影響には、血圧を下げる、食後の血糖値の上昇を抑える、内臓脂肪を減らす、疲労を回復させる、カルシウムの吸収を促す、といったことがあげられます。これらを「酢の第一のパワー」と呼びましょう。

こうした健康効果だけでも非常に有効なのに、にごり酢にはさらにうれしい点があります。にごりのもとである酢酸菌そのものが持つ、いわば「酢の第二のパワー」が詰まっていることです。

じつは酢酸菌には免疫機能を整える働きがあります。これは酢酸にはない重要な作用。一例として、花粉症の人が酢酸菌を摂取すると、症状がやわらいだという研究報告があります。

また、ほこりやハウスダストなどからくるアレルギー症状を緩和させる働きがあることもわかっています。

これらは、ごく最近の研究で明らかになったことです。以前は、酢酸菌など何の役にも立たないと思われていましたが、そうではなく、意外なほど強力な作用があり、ぜひ役立てたほうがいいという方向に変わってきたのです。

にごり酢はこの有用な酢酸菌をまるごと摂取できるのですから、健康増進のために利用しない手はありません。

「菌」だけど、食べても問題ない「酢酸菌」

酢酸菌はれっきとした細菌の一種です。細菌といえば、なかには乳酸菌などの例外があるものの、基本的には有害だというイメージがあります。

では、酢酸菌は口にしてもいいのでしょうか。これには、発酵と腐敗の違いを理解する必要があります。

食べものに微生物がくっつき、その成分を栄養にして増殖していくと、本来とは違う味や匂いができてきます。このとき、気持ち悪い味や匂いがすれば、その食べものは「腐敗」したと判断されて敬遠されます。実際、こうした場合は有害な物質を生じている可能性が高いものです。

一方、同じように微生物が増殖しているのにもかかわらず、良い香りがしたり美味だったりした場合、「発酵」したと歓迎されます。

つまり、発酵と腐敗は同じ現象。ただし、微生物が与えた成分変化が好ましいか、好ましくないか、という点のみが違うのです。

《　発酵現象と腐敗現象　》

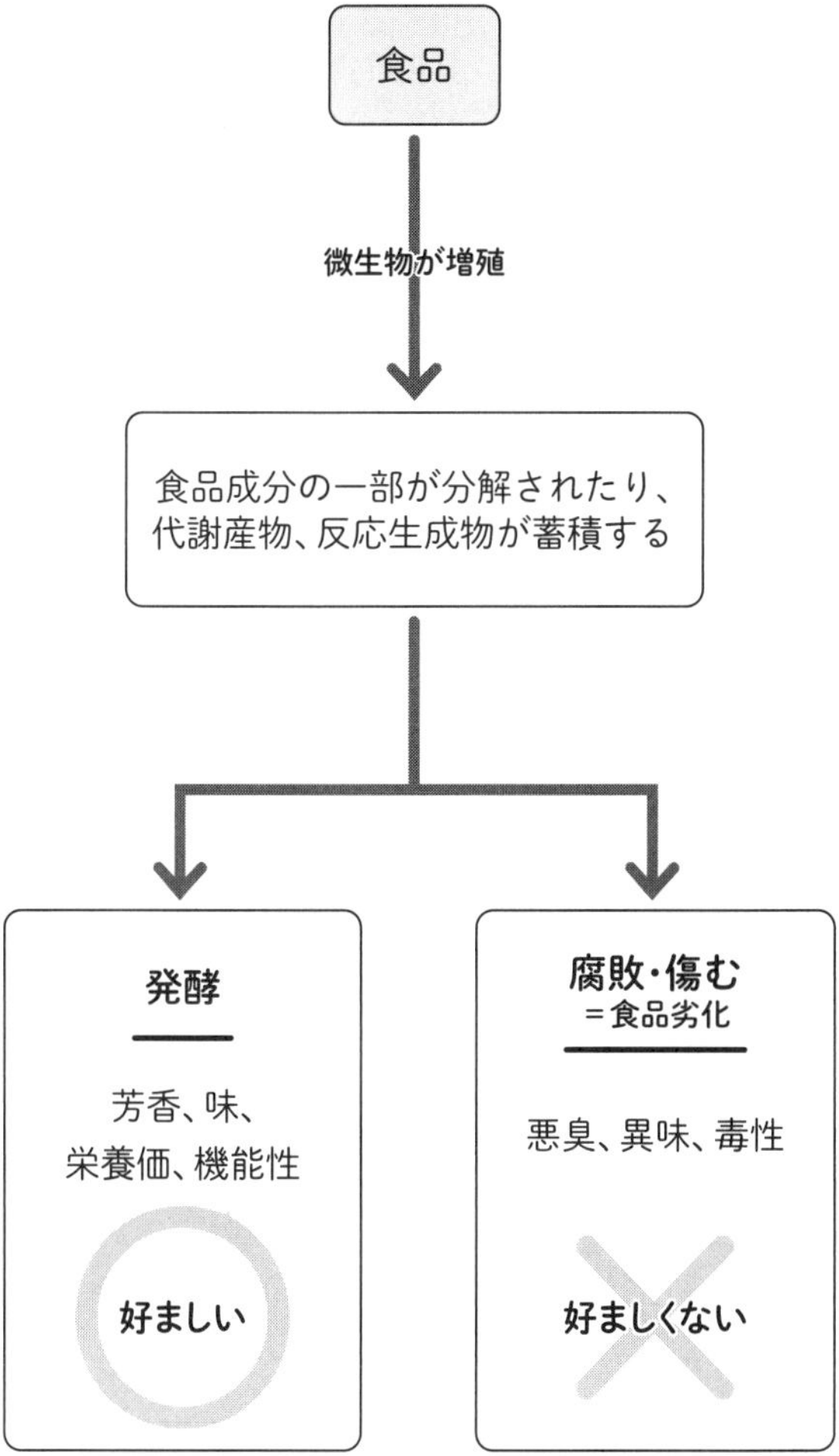
食品
微生物が増殖
食品成分の一部が分解されたり、
代謝産物、反応生成物が蓄積する
発酵
芳香、味、
栄養価、機能性
好ましい
腐敗・傷む
＝食品劣化
悪臭、異味、毒性
好ましくない

見た目は同じように変化していても、匂いが良い場合は口に入れたくなります。その結果、味が良くて、体調に変化が起こらなければ、やがて積極的にその現象を再現しようとするでしょう。

こうやって先人たちは経験的に、数多い腐敗から発酵だけを選び出してきました。酢もそうやって人類に見出された発酵物のひとつです。

腐敗と発酵を分ける決定的な要素は、食べもののなかで増殖した微生物の違いです。大腸菌やサルモネラ菌、ボツリヌス菌などを口にするのは厳禁で、ひどい食中毒を起こす恐れがあります。

一方、酢酸菌は乳酸菌などと同じように、食べても人体にまったく問題はありません。それどころか、大きな健康効果を手に入れることができるのです。

酢は7000年前に生まれた世界最古の調味料といわれています。この歴史の長さからいえば、つい最近になるまで、酢酸菌がたっぷり含まれたままのにごった状態で利用されてきたといえるでしょう。

人間は長年にわたって、酢を酢酸菌もろとも摂取してきたことになります。にもかかわらず、問題は何もなかったはずです。このこと自体が、酢酸菌の安全性をはっきり証明しているといえます。

いまの時代、酢酸菌の摂取で期待できる免疫機能の向上は非常に重要です。酢の持っている「第一のパワー」はもちろん、「第二のパワー」もあわせて利用しましょう。

普通の酢と同じ使い方で、素晴らしい健康効果が

にごり酢がにごっているのは、酢酸菌がたっぷり含まれているからです。健康のために酢酸菌を摂取するには、酢を買うときににごり酢を選んで、そのままごく普通に利用すればいいことになります。

にごり酢は、透明な酢とは見た目がかなり違っています。けれども、酢酸菌自体に味やにおいはまったくないので、風味は変わりありません。

一般的な酢と同じようににごり酢を使って、酢の物やすし飯、南蛮漬け、酢豚、ドレッシング、マリネといった料理を作ればいいのです。

料理用として使うだけではなく、飲んでもかまいません。「飲む酢」の健康法と同

様に、1日大さじ1杯（15㎖）程度がいいでしょう。

飲む場合、にごっているという見た目に抵抗があって、口にしにくいと思う人がいるかもしれません。

こうした人は、リンゴジュースやオレンジジュース、甘酒、乳酸菌飲料などの色のついたもので割ってみましょう。にごりが気にならなくなるので、抵抗なく飲むことができます。

酢をつくる「酢酸菌」のすごい話

アルコールが酢に変わるのは、
酢酸菌による働きで発酵するから。
人類がはるか昔から利用してきた
この不思議で有用な微生物が
「にごり」のなかに潜んでいます。

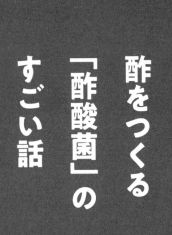

じつは身近なところに存在している酢酸菌

にごり酢に含まれている注目の成分、酢酸菌はなにも珍しい微生物ではありません。酢は世界で最も古くからある調味料で、7000年も前からつくられていました。人類が微生物の存在に気づくはるか昔から、酢酸菌は酵母や乳酸菌とともに利用されてきたわけです。

その存在が明らかになったのは、比較的、時代が進んでからのことです。日本でいえば江戸時代が終わろうとする1864年、フランスのルイ・パスツールによって見出されました。パスツールは発酵・腐敗の現象をはじめて学問的に解明したことで有名で、「近代細菌学の父」とも呼ばれています。

その後、酢酸菌は自然界に広く存在し、エサとなる物質の多い果実や花の表面などによくいることが、日本人研究者の朝井勇宜《としのぶ》博士によって明らかにされました。酢酸菌のなかには、アルコールよりも糖を材料に酸をつくり出す菌がいることもわかっています。

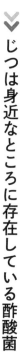

酢酸をつくり出すというのは、なにも酢酸菌に限った働きではありません。ほかにも数えきれないほどの細菌ができることです。しかし、大量に酢酸を生み出し、人間が利用できる「酢」をつくれるのは酢酸菌だけ。酢酸をつくる能力が飛びぬけて高い菌が酢酸菌なのです。

酢酸菌は現在、18属80種ほどが見つかっています。長さ1～4マイクロメートル（1マイクロメートルは1000分の1ミリ）程度で、長さ5～10マイクロメートルのカビの胞子や酵母よりもやや小さめです。べん毛を持つもの、持たないものがあり、前者は動くことができます。

「ビネガー」は「酸っぱいワイン」という意味

酢酸菌がつくり出す酢は、世界共通の発酵調味料です。あらゆる地域でつくられているので、酢酸菌は世界中に分布していることがわかります。

もともと各地に棲みついていたものが自然に発酵し、人々がその働きに気づいて、それぞれの土地に酢づくりの文化を発生させたのでしょう。紀元前5000年のバビロニアでは、デーツ（ナツメヤシの実）や干しブドウを原料とする酒、ビールから酢がつくられていたという記録があります。

また、一説にはそれより昔のいまから1万年前、ノアの箱舟に積み込まれたワインが酢に変わったともいわれています。

アルコールに酢酸菌が働けば酢ができるので、酒の文化を持つ地域には、必ずといっていいほど、それぞれの酒からつくられる酢の文化もあります。

酢は英語ではビネガー（vinegar）といいます。その語源はフランス語のビネーグル（vinaigre）で、「酸っぱい（aigre）ワイン（vin）」という意味です。この言葉に象徴されるように、酢は世界中のどこでも、酒が熟し過ぎて酸っぱくなったものだと考えられています。

ヨーロッパからアフリカの地中海沿岸地方にかけては、いまも白ワインビネガー、赤ワインビネガーといったワイン酢が好まれています。

ワインはブドウ果汁に酵母を与えて、アルコール発酵させることによってつくります。このワインに酢酸菌を加えると、酢酸が大量に発生することによってワイン酢になるのです。パスツールがはじめて酢酸菌を発見したのも、酸っぱくなったワインからでした。

ヨーロッパではこのワイン酢が多いのですが、ほかに麦芽を原料とする酢づくりも発展しました。これは麦芽からビールやウイスキーをつくる発酵技術がよく発達しているからでしょう。

この麦芽酢（モルト酢）は米酢などよりも酸味が強く、イギリスを代表する料理である油っぽいフィッシュ＆チップスによく合います。現地ではだくだくとたっぷりかけて、爽やかな風味を加えて食べる人が多いようです。

酢酸菌がつくり出す、個性あふれる「地酢」

日本でももちろん、酢は昔から好まれており、さまざまな利用の仕方をされてきました。

日本農林規格（ＪＡＳ）では穀物酢と果実酢に分けられています。これは原料であるアルコールを何からつくるかという違いです。穀物酢は穀物を発酵させてつくるアルコール、果実酢は果実の糖からつくるアルコールを原料とします。

穀物酢には米酢や穀物酢、大麦酢、玄米黒酢などがあり、果実酢にはリンゴ酢、ブドウ酢などが含まれます。それぞれの酢には特徴的な香りがありますが、どれも主成分が酢酸という点では同じです。

近年、日本各地で地域の特産物を利用した「地酒」ならぬ「地酢」の開発が多く見られるようになりました。糖分を含んでいる作物であれば、なんでも酢の原料にすることが可能なので、千葉のイチゴ酢、鳥取のナシ酢など、さまざまな果実酢が新しく登場しています。

たとえ糖分が少ない作物であっても、酢をつくることはできます。でんぷんが豊富な作物であれば、麹菌と酵母の力を借りるのです。

まず働くのは麹菌。昔から味噌や醤油、日本酒、焼酎、漬け物といった日本ならではの発酵食品に幅広く利用されてきたカビの仲間で、でんぷんを分解して糖に、たんぱく質をアミノ酸に変える力を持っています。

じつは、麹菌が伝統的に使われているのは我が国だけで、日本醸造学会によって、日本の「国菌」に認定されています。

麹菌の発酵作用によって糖分が生まれたら、次は酵母の出番です。その働きは、糖分を分解してアルコールと二酸化炭素に変えること。酵母は麹菌が生み出す糖分に働きかけて、どんどんアルコールをつくり出します。

原料の作物に糖分が少なくても、麹菌と酵母の連携プレーによる発酵でアルコールが生まれ、これに酢酸菌を加えて酢をつくることができるのです。

では、含まれているでんぷんがわずかしかなければどうでしょうか。こうした作物を原料にしたい場合、醸造用アルコールを足してあげればOKです。これを酢酸菌がエサにして発酵し、酢に変えてくれます。

群馬のキャベツ酢、長野のレタス酢（レタ酢）などは、原料中の糖やでんぷんが不十分であるにもかかわらず、新たに開発された個性的な「地酢」です。しぼった汁に醸造用アルコールを加え、酢酸菌で発酵させることによって、原料が持つ風味の特徴を生かした酢がつくり出されました。

なお、梅酢やもろみ酢といった商品は、「酢」という名がついているものの、一般的な酢とは別もの。製造に酢酸菌がかかわっておらず、主成分は酢酸ではなくてクエン酸です。クエン酸は柑橘類や梅干しなどに含まれている成分で、酢酸と同じ酢の仲間ですが、ツーンと鼻にくる匂いはありません。

酢酸菌は酸素のないところが嫌い

原料が何であろうと、酢酸菌がなければ酢をつくることはできません。では、一般的に酢がどのように製造されているのか見ていきましょう。

現在のポピュラーな酢のつくり方では、醸造酒または醸造用アルコールを原料とし、酢酸菌を投入して発酵させます。

酢酸菌の加え方としては、「種酢」というものを使うのが通常のやり方です。これは前回の酢づくりでできた酢の一部。なかには酢酸菌がたっぷり含まれているので、アルコールに触れるとただちに発酵をはじめます。

ヨーロッパなどのワイン酢のつくり方では、十分に酢酸発酵したら、樽のおよそ3分の2の量を出荷用として取り出し、残した3分の1ほどのワイン酢に新たなワイン

《 酢酸菌による酢づくり 》

＼ 酢酸発酵には**酸素が必要** ／

表面発酵法（静置法）

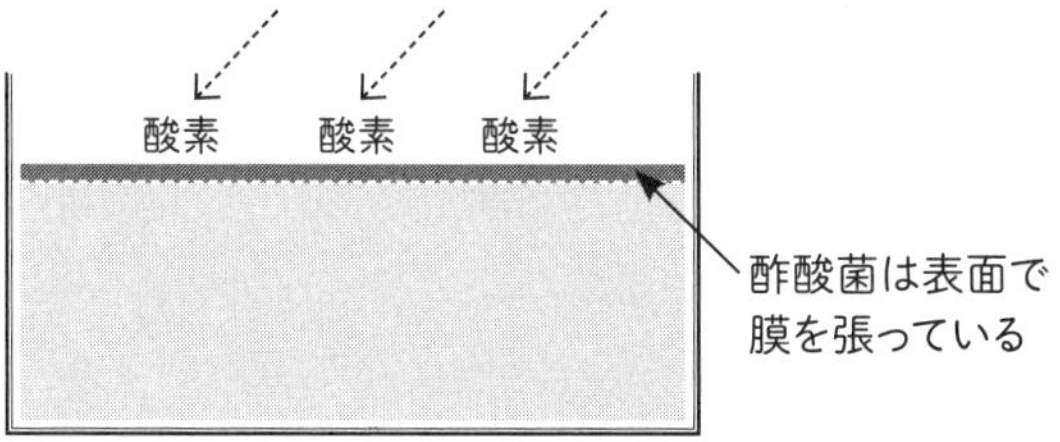

深部発酵法（通気撹拌法）

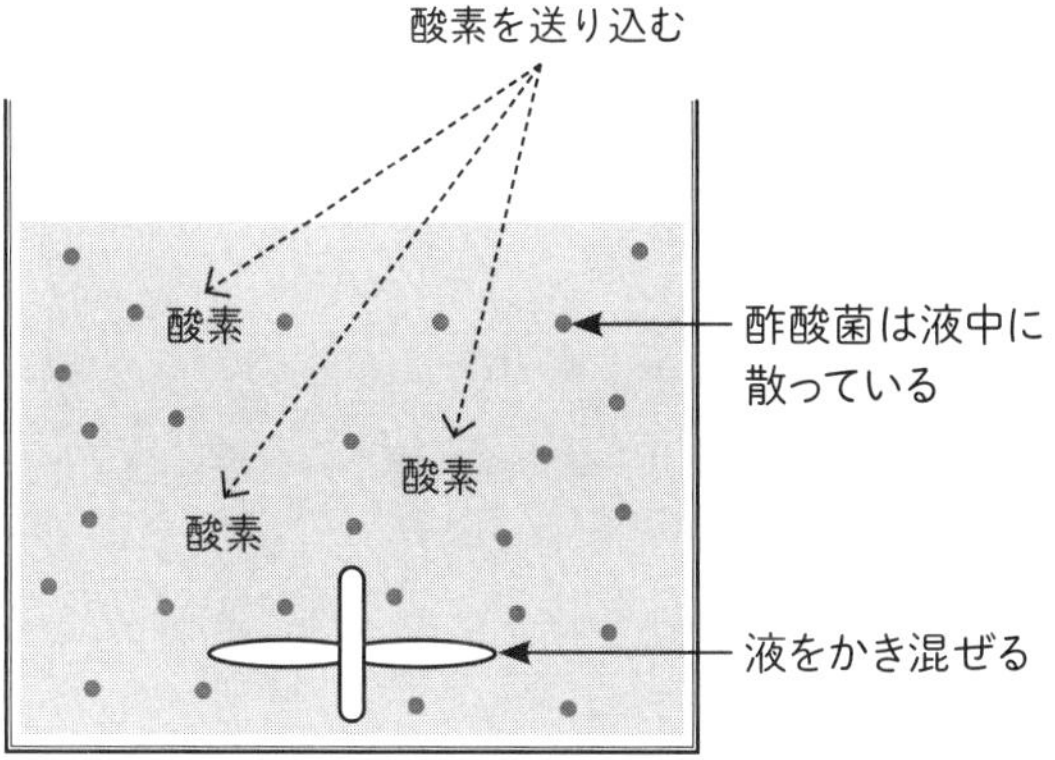

を継ぎ足してまた発酵させます。

酢酸発酵はアルコールの表面だけで行われ、白っぽい膜のようなものが浮いた状態で進みます。たとえると、牛乳を温めたときに表面にできる薄い膜のような感じでしょうか。こうした伝統的な発酵の方法を「表面発酵法」といいます。

酢酸菌は菌のなかでも、「好気性菌」と呼ばれる仲間。生きるには酸素を必要とするため、発酵は酸素に触れられる部分だけで行われるのです。

一方、乳酸菌の発酵や酵母によるアルコール発酵など、ほかの多くの発酵は酸素を必要としません。こうした発酵をする仲間を「通性嫌気性菌」と呼んでいます。

表面発酵法は昔ながらのやり方ですが、大きなメーカーなどでは、アルコールのなかに酸素を大量に送り込み、激しくかき混ぜながら酢酸発酵をさせる方法も行われています。こうした発酵のさせ方を「深部発酵法」と呼んでいます。

どちらのつくり方でも、酢酸菌はアルコールに働きかけて酢酸に変えていきます。やがてアルコールがすべて酢酸に変わると発酵終了で、これで酢のできあがり。その一部はまた次回の酢づくりための種酢として取っておきます。

できた酢は一定期間熟成させたあと、ろ過して沈殿物や酢酸菌を完全に取り除き、殺菌して製品とします。これがごく普通の透明な酢ということになります。

これに対して、前に紹介したようにろ過の仕方を操作し、あえて酢酸菌を残して仕上げたものがにごり酢です。

エサを細胞に取り込まない、不思議な発酵

酵母や乳酸菌などは、エサとなるブドウ糖などを細胞のなかに取り込み、アルコールや乳酸をつくり出します。一方、酢酸菌はエサのアルコールを細胞内に取り込むことなく、すみやかに発酵を行うことができます。

なぜ、こうした離れ業ができるのか？　じつは酢酸菌の細胞膜の外側に、アルコールを発酵させて酢酸に変える酵素が存在しているからです。これが酢酸発酵のメカニズムの特徴的な点だといっていいでしょう。

酢酸菌はアルコールを見つけると、細胞膜の表面で高速で酸化し、酢酸をつくり出します。酢はいうまでもなく強い酸性なので、酢酸ができると、周囲のpHが下がって

いきます。

pHとは水素イオン濃度の単位で、水の性質を示すものです。pH7が中性で、それよりも数字が小さければ酸性、大きい場合はアルカリ性ということになります。pHが低下した酸性の環境下では、ほかの菌が増殖しにくくなったり、死滅したりします。酢を使った料理が傷みにくいのはこのためです。

ところが、多くの菌が嫌うpHの低い環境下でも、酢酸菌は活動することができます。酢酸菌が発酵する前、まわりには競争相手の菌がたくさんいます。そこで、酢酸菌は細胞膜の表面ですばやく酸をつくって、ほかの菌を弱らせるわけです。

こうした酸性の環境下では、酢酸菌自身の増殖もやや抑えられた状態になってしまいます。しかし、酢酸菌はすごいことに、アルコールだけではなく、自らつくった酸も利用して再び増殖していきます。酢酸菌は2段階で増殖するのです。

増殖をやや犠牲にしてまでも酸をつくり、競争相手を弱らせる。そして、自らつくり出した微生物が生きにくい環境で優位に立ち、その後、さらに増殖する。こうした「利己的な」生存戦略により、酢酸菌は増えていくのです。

酢酸菌はチョコレートづくりにも欠かせない

酢酸菌は酢をつくるのに必要不可欠な存在ですが、自然界に広く分布していることから、それ以外の面でも人々の生活に深くかかわっています。その代表的なものが、チョコレートづくりです。

チョコレートの原料になるのはカカオ豆ですが、収穫したばかりのものを手に取って匂いをかいでも、ただ豆臭いだけ。しっかり発酵させないと、チョコレート独特の濃厚な香りはまったくしないのです。こうしたカカオ豆の発酵に大きくかかわっているのが酢酸菌です。

カカオ豆の原産地は、ガーナやコートジボワールといった主にアフリカの国々。現地で発酵を終えさせてから、日本に向けて輸出していることもあって、チョコレートが発酵食品であることはあまり知られていないようです。

では、現地ではカカオ豆の発酵がどのように行われているのか紹介しましょう。まず、カカオの実から豆とそれにまとわりついている白いネバネバ状のカカオパルプ

（果肉）を取り出します。次に、カカオ豆とカカオパルプをいっしょにして、バナナの葉に包んで置いておきます。

しばらくすると、バナナの葉についていた酵母の働きによって発酵がはじまり、アルコール臭が発せられるようになります。カカオ豆そのものが発酵するわけではありません。カカオパルプには糖分が豊富に含まれるため、これを栄養にして酵母がアルコール発酵するわけです。

しばらくこのアルコール発酵が続くと、次に酢酸菌が酢酸発酵をはじめ、カカオパルプの成分からアルコールや酢酸、その他さまざまな代謝産物が生まれ、カカオ豆にじわじわ染み込んでいきます。

このような複雑な発酵が行われることにより、カカオ豆はチョコレートの原料らしい、風味豊かなものに変身するのです。

発酵を終えたら、カカオパルプを拭き取って乾燥させます。十分に乾燥したら、チョコレート原料のカカオ豆のできあがりです。この時点で、発酵前とは歴然と違うチョコレートの香りが漂っています。

「ナタ・デ・ココ」は酢酸菌がつくっていた！

バブルの時代に流行したものとして、よく名前があげられるひとつがナタ・デ・ココ。フィリピン生まれのスイーツで、寒天とも餅ともつかない独特の食感の乳白色の物体が甘い蜜のなかに入っています。

ナタ・デ・ココは何らかの微生物を利用して、ココナッツジュースからつくられるものだと、当時大学生だった筆者は聞いた記憶があります。その微生物とは何なのか、という点については特に気にしなかったし、世間でもおそらく話題になっていなかったと思います。

じつは、ナタ・デ・ココは酢酸菌からつくられる物質です。酢酸菌は酢以外にもさまざまな発酵食品づくりに利用されますが、この有名なスイーツにも欠かせない存在だったのです。

「ナタ」とはスペイン語で「液体の表面上に浮いた被膜」といった意味で、「デ・ココ」を訳すと「ココナッツの」となります。

ココナッツジュースでつくったら「ナタ・デ・ココ」、パイナップルジュース由来のものを「ナタ・デ・ピニャ」というそうです。また、日本のあんみつのようなスイーツに寒天代わりに入れているものは「ハロハロ」といい、これは日本でもコンビニスイーツとして売られているようです。

酢酸菌とひと言でいっても種類はさまざまで、その一種にセルロースをつくるものがいます。セルロースとは植物の細胞壁の主成分。ブドウ糖がいくつもつながってできた多糖で、人間の消化酵素では分解できない不溶性食物繊維の仲間です。ナタ・デ・ココに入っている寒天状の物質「ナタ」は、ココナッツジュースにこのセルロースをつくる種類の酢酸菌を加えて発酵させたものなのです。

ナタは酢酸発酵によってできたものですが、商品にされる前に水洗いされるので、酢酸菌がどれほど残っているのかはわかりません。甘いココナッツミルクやシロップをかけて食べることもあって、酸っぱさはほとんど感じないスイーツです。

酢を製造するとき、この種の酢酸菌がしばしば現れてセルロースをつくり出し、コンニャクのような塊ができてしまうことがあります。ナタ・デ・ココづくりには有効ですが、酢づくりの現場では有害菌として認識されています。

なかでも、「コマガタエイバクター・キシリナス」という酢酸菌は嫌われもの。酢の表面でひどく増殖し、表面を覆い隠すほどのセルロースの塊をつくってしまうので、「コンニャク菌」と呼ばれて敬遠されています。

セルロースが発生しても、口にして害があるわけではありません。けれども、良い香りのお酢にならなくなってしまうのです。

しかし、おもしろいことに近年、このコマガタエイバクター・キシリナスのつくる〝コンニャク〟が脚光を浴びるようになりました。

植物のセルロースと同じ構造を持ちながら、繊維はずっと細くて40〜60ナノメートル程度。それなのに純度が高いのが特徴で、強度がかなりあって、保湿性なども優れています。

こうした酢酸菌によるセルロースは、「バイオセルロース」または「バクテリアセルロース」と呼ばれており、音響装置の高感度振動板として利用されたり、また再生医療の分野でも注目されています。

「紅茶キノコ」こと「コンブチャ」も酢酸菌飲料

かつて大きなブームを巻き起こした健康飲料で、「紅茶キノコ」という不思議な名前のものを覚えているでしょうか。１９７０年代、日本のみならず、欧米をはじめとする世界各地で流行しました。

紅茶キノコと呼ぶのは日本だけで、正式名称は「コンブチャ（Kombucha tea）」。もちろん、「昆布茶」とは関係ありません。

コンブチャとは、砂糖で甘くした紅茶に「キノコ」と呼ばれるゼリー状のかたまりを浸し、発酵させて甘酸っぱくしたもの。キノコの正体は酢酸菌がつくったセルロースで、ナタ・デ・ココと同じ成分です。

コンブチャで使われるセルロースも、ナタ・デ・ココをつくる酢酸菌の一種、コマガタエイバクター・キシリナスによってつくられたものです。

セルロースには酢酸菌といっしょに酵母が棲みついています。その酵母の働きによって、紅茶に加えられた砂糖の糖分がアルコールに変化。そのアルコールを酢酸菌が酢酸に変えるので、発酵した紅茶には酸味が感じられます。コンブチャの酢酸濃度は最高でも1％弱で、近年定着した「飲むお酢」とほぼ同じ程度かそれよりも弱い酢っぱさです。

コンブチャの発祥は、紀元前220年ごろの中国秦王朝というのが定説です。日本には古墳時代の414年、ある医者が持ち込んで、消化官に関する健康問題を抱えていた允恭《いんぎょう》天皇の治療に使ったとされています。

この医者の名前が「Kombu」と書かれている文献があり、これが「Kombucha」の語源ではないかという説があります。

その後、コンブチャはロシアに広がって、20世紀に入るころには東ヨーロッパやドイツにも伝わりました。1950年代になると、フランスや北アフリカ諸国でも人気のあるドリンクになりました。

さらに注目されるようになったのは1960年代。スイスの研究者が、「コンブチャを飲むと、ヨーグルトを食べるのと同等の効果がある」と報告したことによってますます人気が高まり、その後のブームにつながります。

コンブチャは酢酸菌と酵母の代謝物を含む発酵飲料で、その健康効果については多くの研究報告が見られます。動物実験や試験管の実験では、抗菌作用や抗酸化作用、肝臓保護作用、抗がん作用などがあることが明らかになっています。

世界で大ブーム、「ケフィア」の健康効果も酢酸菌

コンブチャと同類の乳製品がほかにもあります。「ケフィア」または「ケフィール」という発酵乳飲料で、これも一時期、日本で大ブームとなりました。

ケフィアづくりで使うのは、プニプニした触感のカリフラワー状の白いかたまり（「ケフィア・グレイン」と呼びます）。これを牛乳に漬けておくと、棲みついている菌が発酵して、ヨーグルトのような風味の発酵食品ができます。

白いかたまりの主要な菌は乳酸菌ですが、ほかに酢酸菌と酵母も共生。これら複数の菌の働きにより、複雑な発酵が行われて深い風味が生まれます。

ケフィアが流行っていたとき、ケフィア・グレインの欠片《かけら》を入手することができ、自宅で牛乳に入れて様子を見たことがあります。しばらくすると牛乳が変化しはじめ、

ヨーグルトほどの固さはないものの、粘り気のあるドロッとした発酵物ができたのを覚えています。

ケフィアが流行していた当時は、その研究も盛んに行われていました。大学内でも微生物学の研究室で、ケフィア・グレインに棲みついている微生物の分類について、よく研究されていました。研究の結果、さまざまな乳酸菌、酢酸菌、酵母が分離され、その複雑で神秘的な微生物叢《そう》（「叢」とは「集まり・集合体」のこと）に魅せられました。

発酵乳飲料というと乳酸菌のイメージがありますが、実際には酵母や酢酸菌もかかわっています。発酵にかかわる微生物のなかでも、乳酸菌は非常にくわしく調べられており、発酵乳の健康効果への関与の仕方もよく知られている通りです。

それに対して、酢酸菌に関する知見は圧倒的に少なく、残念ながら、ほとんど注目されてこなかったことがわかります。本書で紹介するように、酢酸菌も素晴らしい健康効果を持っているので、もっと知られてほしいところです。

ところで、ケフィア・グレインはコンブチャのようなセルロースではなく、「ケフイラン」と名づけられた特有の構造を持った多糖で主にできています。ケフィランは食品のネバネバ度にかかわる食品添加物としても興味深い素材です。

また、ケフィランは食物繊維の一種なので、消化されずに大腸まで届き、抗菌作用や抗炎症作用、抗アレルギー作用を発揮します。

また、水といっしょに摂取すると、大腸のビフィズス菌を増やして腸内環境を整えるほか、消化管のネバネバ部分を増やして細菌などから細胞を守ってくれます。

ケフィアを飲むと、乳酸菌の発酵でできた有効な成分や菌自体が持つ健康効果を得られ、さらにケフィア・グレインの効果も期待できるわけです。いまや世界中で健康飲料として人気があるのもわかります。

ケフィアは市販の種菌を利用して、自分でつくることもできます。ただし、この場合、菌を増殖させるわけですから、衛生面には十分注意する必要があります。

ケフィアと呼ばれる発酵食品は乳飲料だけではありません。ケフィア・グレインをフルーツなどを加えた8％の砂糖水に入れて発酵させるものを「水ケフィア」といいます。また、はちみつ、リンゴ、ブドウ、ココナッツ、トマト、大豆、タマネギといった、さまざまな原料を使って発酵させるケフィア飲料も知られています。

これらはすべて、ケフィア・グレインに含まれる乳酸菌や酢酸菌、酵母の働きを利用してつくられるものです。いずれも酸味とフルーティ感があり、わずかなアルコールを含んでいます。

ビールにも酢酸菌が入っているものが!?

ベルギーで伝統的製法によりつくられているビールに、さわやかな酸味とフルーティな香りが特徴の「ランビック・ビール」というものがあります。近年、アメリカのクラフトビール会社も似たタイプの商品を製造し、やはり酸味のあるビールとして人気を集めています。

ランビック・ビールは製造法に特徴があります。ビールは普通、ほかの菌がいない環境のもと、純粋に培養したビール酵母を使って発酵させてつくります。これに対して、ランビック・ビールの製造では自然のなかにある野性酵母を使うのです。

木製の樽を使って、空中の浮遊菌で自然に発酵させるため、酵母以外のさまざまな微生物が発酵にかかわってきます。そうした微生物のなかでも、樽のなかで特に著しく活躍するのが酢酸菌です。ランビック・ビールの発酵に関する研究では、新たな種類の酢酸菌が発見されています。

ランビック・ビールが完成するまでには、2年間の発酵期間が必要です。その間、微生物叢は4段階に変遷します。

まず、初期の半年ほどの間に、さまざまな細菌類が増殖したのちに死滅。その後、ビール酵母が増殖して、3か月間ほどアルコール発酵を行います。それから、生まれたアルコールをエサにして酢酸菌が増殖するようになり、1年半以上の長い時間をかけて酢酸発酵を続けます。さらに、発酵期間の後半には、乳酸菌や雑酵母が発酵を行い、複雑な風味を生み出します。

酢酸発酵することにより、ランビック・ビールには酢っぱい酸の香りと、熟れた果物のような酢酸エチルの芳香があります。酢酸菌のつくる香りが、ランビック・ビールの個性を特徴づけているといえるでしょう。

ランビック・ビールはかなり濁っているので、酢酸菌が残っていると思われます。

酢ほどの酢酸菌量はありませんが、酵母と酢酸菌をダブルで摂取できるので、ベルギー人のビール好きは双方の菌の健康効果を得ているといえそうです。

ビタミンCの製造にも利用される酢酸菌

酢酸菌の持っている能力は、アルコールを酢酸に変えることだけではありません。糖や糖アルコールに作用することもできるのです。糖アルコールとは低カロリーながら甘みの強い物質で、近年は食品の甘味料として広く使われています。

酢酸菌のなかでも、糖や糖アルコールに働きかけるのが得意なのが「グルコノバクター属」と呼ばれる一群。酢酸菌は酢の製造現場で見つかることが多いのですが、この仲間は糖の多い花や果実からよく発見されています。

グルコノバクター属に含まれる酢酸菌は、じつは酢づくりよりも、化学的な分野で重宝されてきました。一般的には知られていませんが、とても重要な利用のされ方がビタミンCの合成に関するものです。

ビタミンCは周知の通り、野菜や果物に多く含まれており、抗酸化作用のある重要な栄養素。化合物としての名称は「アスコルビン酸」といいます。

アスコルビン酸は１９２０年代、壊血病の予防因子として発見されました。その後、１９３３年に「ライヒシュタイン法」と呼ばれるアスコルビン酸の化学合成法が発明され、ノーベル賞を受賞。この製造過程に、グルコノバクター属の酢酸菌がひと役買い、ビタミンの製造に微生物が利用された初めての例となりました。

アスコルビン酸はグルコース（ブドウ糖）からつくることができます。製造に当たっては、まずグルコースを糖アルコールの一種であるソルビトールに変化させます。これにグルコノバクター属を加えて発酵させれば、いくつかの工程を経て、最終的にアスコルビン酸を得ることができるのです。

化学合成の一部に、酢酸菌の発酵を取り入れた画期的な方法でした。１９９０年代後半まで、このライヒシュタイン法がビタミンＣ製造法の主流として長く採用され、年間11万トン以上も製造されてきました。

ビタミンＣの製造法については、その後、さまざまな改良が加えられました。現在ではより安価で環境に優しい、２段階で酢酸菌を使う方法が開発されて主流になっています。

また、グルコノバクター属の細胞膜にいる特殊な酵素について、くわしい研究も行われました。研究の結果、その酵素を利用すれば、ソルビトールからビタミンCを製造できることもわかっています。

糖アルコールの一種には、虫歯を予防する糖として有名なキシリトールもあります。最近、酢酸菌を利用して、このキシリトールをつくる方法も開発されました。

ここでもやはり、利用されるのはグルコノバクター属。アラビトールという糖アルコールに加えて酢酸発酵させ、さらに酵母の発酵も組み合わせることにより、効率良くキシリトールが製造できると期待されています。

「酢酸菌」が免疫スイッチを刺激する

にごり酢にたっぷり含まれる酢酸菌。
健康に対するそのすごいパワーが、
最近の研究でわかってきました。
摂取されると免疫機能を強く刺激し、
外敵から身を守る作用があるのです。

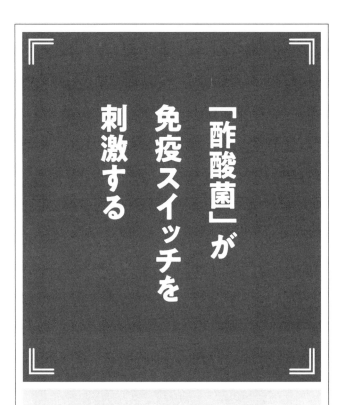

1gの発酵食品に含まれている菌は100万個以上!

発酵食品のなかでは、特に乳酸菌が健康に役立つというイメージが広く浸透しています。しかし、発酵食品にはほかにもさまざまな菌が含まれています。にごり酢にたっぷり含まれている酢酸菌も、最近、健康効果が明らかになってきたひとつです。

そもそも、発酵食品が健康に良いといわれるのはなぜなのでしょうか。ひと言でいうと、発酵食品とは菌(微生物)が増殖した食品です。もちろん、菌が増えたといっても、この場合はあくまでも発酵。嫌な匂いがして、食べたらおなかをこわす腐敗ではなく、人が心地良く食べられるものです。

菌が増えるときには、原料である食品からおいしい成分がつくり出されます。これと同時に、じつは健康に良い成分も生み出されているのです。

どんな成分なのかと気になるかもしれませんが、原料や製造法によってさまざま。しかも、たくさんの種類の微量の物質が同じような作用を持っている場合もあり、有効成分を特定するのは非常に難しいことが多いものです。

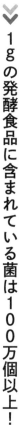

一般的な健康効果を考えるときには、もっとシンプルに、菌そのものに注目するほうが理解しやすいでしょう。

菌はもともと、食品にほんのわずかな数が付着していたのですが、その後、発酵によってどんどん増殖し、食品成分の一部になるほどの量にまで増えています。

例えば、蒸した米に麹菌を増殖させてつくる米麹。できあがった米麹のうち、麹菌が全体の量の1割くらいを占めています。米麹や米麹でつくった甘酒や味噌を食べるということは、まさに麹菌を食べていることになるのです。

よく発酵した発酵食品には、1gあたりだいたい100万〜1億個の菌が含まれています。衛生的につくられた一般の食品の場合、菌数は1gあたり1万個くらいかそれ以下なので、発酵食品にはじつに豊富に菌が含まれているといえます。

菌の成分が溶け込んでいる、液体の発酵調味料

菌は健康に良い食材なのかどうか、きのこを例に考えてみましょう。

私たちが見慣れたきのこの多くは、傘のようなかたまりです。この傘に胞子をつく

り、次の世代につなぎます。しかし、傘をつくっていないときは、細いカビのような菌糸の姿で存在しているのです。この生態から、きのこは肉眼で見える微生物といえます。

きのこは食物繊維が豊富で、低カロリーな健康食材であるだけではなく、さまざまな機能性を持っていることもわかっています。

骨粗鬆症《こつそしょうしょう》を予防するビタミンDが含まれていることをはじめ、血圧を抑える効果や肥満の改善効果、免疫調節効果などが報告されています。中国では古くから、こうしたさまざまな健康効果に着目し、「冬虫夏草《とうちゅうかそう》」や「霊芝《れいし》」などのきのこが生薬や漢方として珍重されてきました。

分類学上、きのこはカビや酵母と近い「真菌類」という仲間。菌の仲間は総じて、きのこのように健康に良い食材といえるでしょう。

肉を食べるのは「肉食」、植物なら「草食」というように、きのこやカビ、酵母、その他の微生物を食べることを「菌食」と呼びます。きのこを毎日食べる人は少ないでしょうが、微生物も含めたら、ほとんどの日本人は菌食をしています。日本の食事には、必ず何らかの発酵食品が使われているからです。

納豆、漬け物、お酒といった発酵食品・飲料だけではありません。日本人の食事に必須の調味料である酢、醤油、味噌、みりん、塩麹などは発酵によって作られています。これら数多くの発酵食品や飲料、調味料には、麹菌をはじめ乳酸菌、酵母、酢酸菌など、有効な微生物の成分が含まれているのです。

とはいっても、液体の発酵調味料には、菌そのものは含まれていないのでは？　このように思われる人もいるでしょう。しかし、そうではありません。

液体の発酵調味料は原料に菌を加え、時間をかけて発酵・熟成させたあとでろ過されています。このため、菌がつくった代謝物や、菌から溶け出した成分が含まれているのです。最近の研究によって、これらの成分にはさまざまな機能性物質があることが、徐々に明らかになってきました。

また、菌が体内に入ると、重要な自己防御機能である免疫が作動し、有害なものは排除されます。健康効果のある酢酸菌も、やはり菌であることに違いはありません。体内に入ると免疫細胞が刺激され、もともと備わっている免疫システムが作動し、からだに良い影響を与えるのです。このメカニズムについては、のちほど紹介します。

体内に入った酢酸菌などの菌が、免疫細胞を刺激する場となるのは消化管。免疫機能にどう働きかけるのか、消化管のメカニズムを見ていきましょう。

消化管には100兆個の腸内細菌が棲んでいる!

近年、消化管には約1000種類もの細菌が棲みついていることがわかり、腸内細菌と健康とのかかわりが広く研究されるようになりました。

消化管は臓器ではあるものの、口から肛門まで続く道のりであり、見方を変えればからだの表面。そのため、外界からの食物やそれに付着する菌、ウイルスに常にさらされています。

こうしたからだの仕組みから、人間は胎児のころは無菌ですが、生まれてすぐに菌が口から侵入。やがて腸のなかでは、菌が種類ごとにかたまりとなり、腸の壁にびっしり貼りついている状態になります。これを腸内細菌叢《そう》（腸内フローラ）と呼び、離乳期までに早くも整います。

成人の消化管には、大腸を中心に約100兆個もの細菌が棲みついているといわれています。腸内細菌の持つ総遺伝子数は、人間の持つ遺伝子数の何と100倍以上。この点から、腸内細菌叢全体をひとつの臓器ととらえる見方もあります。

大腸内にいる細菌は、酸素がないところを好む「通性嫌気性菌」がほとんどです。このタイプの腸内細菌は、人間が消化できない食物繊維を分解し、エネルギー源となる糖と脂肪酸の一種、短鎖脂肪酸に変える酵素を豊富に持っています。

加えて、酵素によって生み出された短鎖脂肪酸が、腸内環境を酸性にするのも重要なポイント。ウェルシュ菌などの「悪玉菌」はアルカリ性の環境が好きなので、酸性のなかでは増殖しにくくなるからです。こうした性質から、腸内細菌の働きは、善玉菌以外の細菌の活動を抑えることにも役立っています。

免疫機能に強く関連している腸内細菌

腸内細菌が棲みつく腸内では、複雑な免疫機能が発達してきました。何しろ、常に細菌やウイルスなどの外界からくる異物にさらされているので、これらに対して備えておく必要があります。

腸管には全身の免疫細胞の約70%が集中しており、免疫が働く最前線といえる場所です。さらに、腸内に棲んでいる100兆個の腸内細菌も、免疫機能に影響を与えています。腸のなかで免疫機能が正しく働くためには、腸内細菌が存在することが欠かせない、という説もあるほどです。

腸管内の免疫の仕組みは複雑です。まず、食べたものと接する上皮層は、ネバネバした物質のムチンによって覆われています。この粘液層では抗菌物質や抗体が待ち構えており、侵入してきた細菌やウイルスなどからからだを守ります。

さらに、上皮層の内部にはさまざまな免疫細胞が存在しています。ある種の免疫細胞は、異物が現れると活性化して、「サイトカイン」という特殊な物質を分泌。その作用によって免疫機能を刺激し、異物をやっつけます。

ただし、このサイトカインは少々くせ者。適度に働くと素晴らしい働きをするのですが、過剰に分泌された場合、関節リウマチや腸の炎症といった自己免疫疾患につながる恐れがあるからです。

《 からだに備わっている免疫システム 》

1 悪い細菌などが体内に入ると、免疫細胞が活性化します。

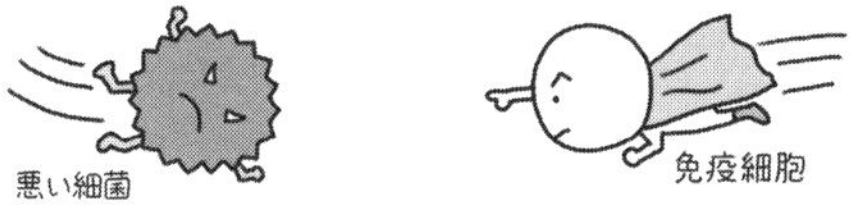

2 免疫細胞は、「サイトカイン」という物質を分泌して、周囲の細胞に「みんなで対抗しよう！」というお知らせを発します。

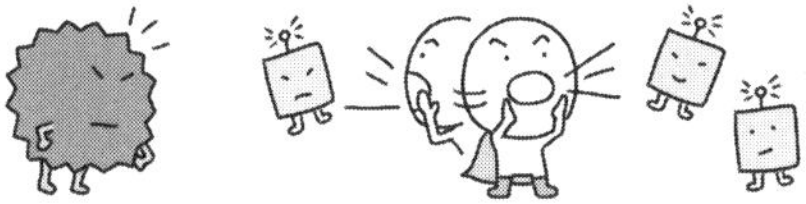

3 ところが、サイトカインが分泌され過ぎると、必要以上の炎症を起こしてしまいます。

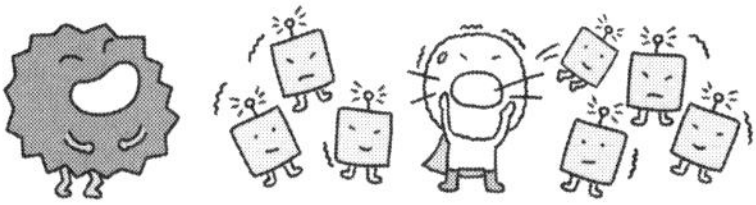

4 一方、免疫の過剰反応を抑える免疫細胞が血中をぐるぐる回っています。

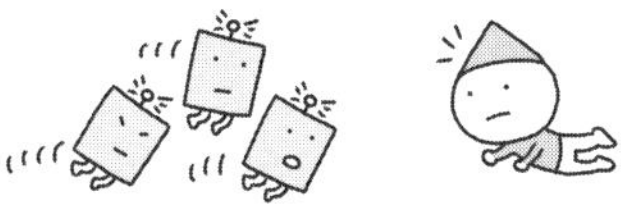

5 血中を回っている間に炎症に出合うと、サイトカインの分泌を抑えます。

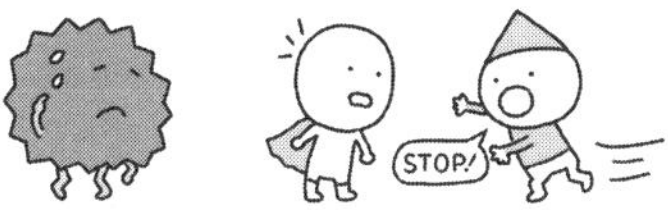

これに対して、免疫の過剰反応を抑えるタイプの免疫細胞もいて、通常、食べものには免疫を発動しない仕組みになっています。この種の免疫細胞が正常に働かない場合、食べものを異物と間違えて認識し、本来、働かなくてもいい免疫が強く発動してしまいます。これが食物アレルギーです。

この食物アレルギーにかかわる免疫細胞の働きは、腸内細菌によってコントロールされているという研究報告があります。

プロバイオティクスとプレバイオティクス

腸内微生物学が確立し、腸内細菌叢の研究が盛んになってから、「プロバイオティクス」「プレバイオティクス」という分野が生まれました。

「プロバイオティクス」とは腸管内で腸内細菌叢を整える人間の健康に有効な生きた微生物のことで、乳酸菌とビフィズス菌に代表されます。日本人が発見したプロバイオティクスでは、ヤクルト菌（正式名称は「ラクトバチルス・カゼイ・シロタ株」）が有名です。

乳酸菌の健康効果については、腸内環境を改善することにより、便秘解消や消化管機能の改善、脂質や糖質代謝の改善、血圧調節などが知られています。また、免疫細胞を元気にし、ピロリ菌の抑制やウイルス感染の予防などにも効果があることがわかっています。

いまやプロバイオティクスといえば乳酸菌、乳酸菌といえばプロバイオティクスというくらい、その健康効果は広く認識されています。ただし、実際は摂取した微生物が腸内に定着することはほとんどありません。人間の腸内細菌叢は、生後の早い段階で大方完成するからです。腸内細菌叢の形成に強く影響するのは長期的な食習慣で、短期的な食事の変化ではあまり影響されないと考えられています。

そこで重要になってくるのが「プレバイオティクス」です。人間の消化管で消化・吸収されずに、大腸まで届いて腸内細菌のエサになる食品成分のことで、オリゴ糖や水溶性食物繊維などが含まれています。

腸内細菌の増殖を助けて、細菌叢を改善し、整腸や便通改善、短鎖脂肪酸の生成、pHの低下などの効果が得られ、炎症性腸疾患の予防、アレルギー抑制、腸管の免疫を強くするといった働きにつながります。

酢酸菌には花粉症をやわらげる効果が！

乳酸菌が腸内環境を整え、腸管内の免疫細胞に好影響を与えることはよく知られています。同じように、本書の大きなテーマである酢酸菌も近年、免疫機能を確実に活性化させることがわかってきました。

研究で明らかになったひとつが、春が近づく時期に多くの人を悩ませる花粉症の症状を改善することです。花粉症は目や鼻から体内に入った花粉に対して起こる免疫反応。過剰な抗原抗体反応により、くしゃみや鼻水、鼻づまり、目のかゆみといったさまざまな症状を引き起こします。

２０１９年に耳鼻咽喉科医とその家族を対象に行われた鼻アレルギーの全国疫学調査によると、アレルギー性鼻炎の人は約50％。その大半が花粉症で全体の40％が発症し、なかでもやはりスギ花粉症が突出して多く、38・８％の人がかかっていました。

これらの割合は10年前と比べると10％ほど増加。花粉症になる人が増加している要因としては、飛散する花粉数の増加、母乳から人工栄養への切り替え、食生活の変化、腸内細菌の変化、感染症の減少などが指摘されています。

近年、こうしたアレルギーが増加している要因として、１９８９年に「衛生仮説」という新しい考え方が提唱されました。昔と比べてとても清潔な社会になったことにより、細菌に感染する機会が減って、からだの免疫バランスが崩れたという説です。

この考え方を裏づける研究として、２００１年には、小さなころに微生物を体内に取り入れる機会を多く経験した人たちは、衛生的に育ったグループと比べて、くしゃみなどのアレルギー症状が出にくいという調査結果が報告されました。

乱れがちな免疫バランスを改善するのに有効なのが、日ごろの食事で微生物を腸に送り込み、腸内細菌叢を整えることです。このメカニズムでは酢酸菌の働きも非常に重要であることが、酢からつくるマヨネーズを主力商品とするキユーピーが２０１９年に行った研究によって明らかになりました。

研究では酢酸菌を配合したカプセルと、酢酸菌を含まないプラセボ（偽薬）のカプセルを用意し、１日１粒を被験者84名に8週間にわたって摂取してもらいました。被験者は2～4月のスギ花粉飛散時期に、目や鼻の不快感を感じるという花粉症の成人男女です。

試験開始から8週間後まで2週間ごとに、目や鼻の不快感について、良好な状態を示す「0」から、最悪な状態の「4」までの5段階で自己評価。酢酸菌摂取群とプラセボ摂取群での平均値を比較した結果、鼻づまりの不快感は酢酸菌を摂取した群で明らかに弱まる傾向がみられました。酢酸菌によって免疫細胞のバランスが整えられ、免疫機能が正常に働いた結果だと考えられます。

同じキユーピーによる研究で、人間ではなく、花粉症を発症させたマウスを対象にしたものもあります。この実験でも、マウスに酢酸菌を摂取させた場合、鼻炎の症状がやわらぐことがわかりました。

これらの研究が行われた年のスギ花粉の飛散は、酢酸菌を摂取しはじめた2週間後からはじまり、6週間後ごろにピークとなりました。実験では開始4週間後の鼻づまりの不快感が抑えられた一方、ピークである6週間後には効果が見られなかったといいます。この結果から、花粉が飛ぶ前の時期から酢酸菌を摂取すると、飛散初期に現れる軽めの症状を緩和する効果があると考えられます。

キユーピーによると、酢酸菌によるアレルギー改善効果は、何と乳酸菌の10倍もあるといいます。ほんの数年前まで、免疫機能を改善するのに酢酸菌なんかまったく関係ないと思われていました。しかし、そうではなく、免疫機能に対しては菌のなかでも格別有効であることがわかってきたのです。

にごり酢には、こうした働きを持つ酢酸菌がそのまま残っています。日々の食生活にぜひ取り入れ、外敵に負けないように、免疫機能を強化してください。

ダニやハウスダストのアレルギーにも効果あり

鼻水や鼻づまりに悩まされるアレルギーは、花粉症だけではありません。日本人の約40%が、何らかの原因で鼻の不快感を自覚しているといわれています。

ダニやハウスダストなどが原因のアレルギーは、花粉症と同じく、抗原抗体反応が過剰に働いてしまうのが原因です。こうしたアレルギーに、酢酸菌がどのように影響するかについても、キユーピーによって研究されています。

研究の方法は、先ほど紹介した花粉症の実験とほぼ同じ。酢酸菌入りのカプセルを摂取した群と、酢酸菌を含まないカプセルを摂取した群で、8週間にわたってアレルギー症状を比較しました。結果はやはり花粉症の研究とよく似ていて、4週間後には鼻水が明らかに軽くなったほか、鼻づまりの不快感もやわらぐ傾向が見られました。

この実験で摂取した酢酸菌の菌数は、カプセル1粒あたり400億個。相当な量の摂取を続けたことになりますが、血液検査によって、8週間連続で摂取したあとも安全性に問題がなかったと判断されています。

なお、これらの研究で使われた酢酸菌は、生きた状態のものではありません。生きたまま腸まで届かないので、この場合は「プロバイオティクス」にはあてはまらないことになります。

腸管内で生きられる乳酸菌とは違って、酢酸菌は酸素が必要な好気性の細菌。そもそも、生きた状態で摂取しても、からだのなかではすぐに死んでしまいます。このため、すでに死んでいる菌を摂取しても、何も問題はないわけです。

摂取した酢酸菌の死菌は腸まで届きますが、そこで活動するわけではないので、腸内細菌の増殖を助ける「プレバイオティクス」と考えることもできます。ただ、このような食べて腸まで届く死菌は、特に「パラプロバイオティクス」と呼ばれています。パラプロバイオティクスはさまざまな研究によって、腸管内で免疫バランスを整える働きをすることがわかっています。

その免疫調節作用のメカニズムは、免疫細胞が持つセンサーを刺激して、免疫細胞を活性化させることです。免疫を発動するスイッチを刺激するといってもいいでしょう。これは酢酸菌だけではなく、すべての発酵微生物に共通する作用ですが、そのメカニズムは菌によって少し異なります。

特殊な成分「LPS」が免疫細胞を刺激

酢酸菌がどうやって免疫細胞に働きかけるのか。そのメカニズムを知るには、菌の構造を理解しておく必要があります。

細菌を構造によって大別すると、「グラム陽性菌」と「グラム陰性菌」に分けられます。特殊な染色法によって、紫色に染まるのがグラム陽性菌、紫色には染まらないものがグラム陰性菌です。

乳酸菌やビフィズス菌、納豆菌など、発酵食品で利用される菌のほとんどはグラム陽性菌です。これに対して、発酵を促す菌のなかでは例外的に、酢酸菌はグラム陰性菌に含まれます。

グラム陽性菌とグラム陰性菌の大きな違いは細胞壁。グラム陽性菌は分厚い細胞壁でからだをガードしています。一方、グラム陰性菌には頑丈な細胞壁はなく、その代わりに薄い膜で覆われています。この膜に含まれているのが、脂質と多糖が混じった「LPS」という成分。これが免疫機能に重要な働きを及ぼすのです。

グラム陽性菌のなかに危険な菌があるように、グラム陰性菌にもコレラ菌やサルモネラ菌、大腸菌、ビブリオ菌といった恐ろしい病気や食中毒を引き起こす菌が多く含まれています。

このため、強力な免疫細胞のひとつである「マクロファージ」には、これらを発見するためのセンサーがついています。そのセンサーが察知する成分のひとつがLPS。マクロファージはLPSを感じ取ると、「悪さをする何らかのグラム陰性菌が侵入し

《　グラム陽性菌とグラム陰性菌の違い　》

細菌類は、細胞壁の構造の違いで分類される

グラム陽性菌

細胞壁は分厚く頑丈なペプチドグリカン層でできている。

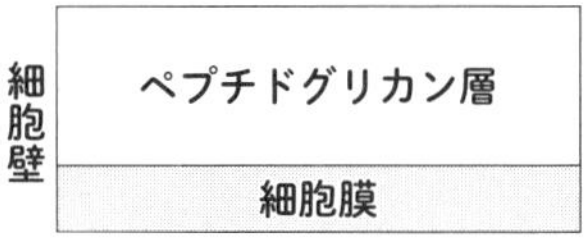

◎**発酵菌**：乳酸菌、ビフィズス菌、納豆菌、バチルス菌

◎**食中毒菌・病原菌**：ボツリヌス菌、黄色ブドウ球菌、ウェルシュ菌、セレウス菌、結核菌、炭そ菌

グラム陰性菌

細胞壁はとても薄く、ペプチドグリカンをほとんど含まない。
外膜があり、外膜にはLPSが含まれる。

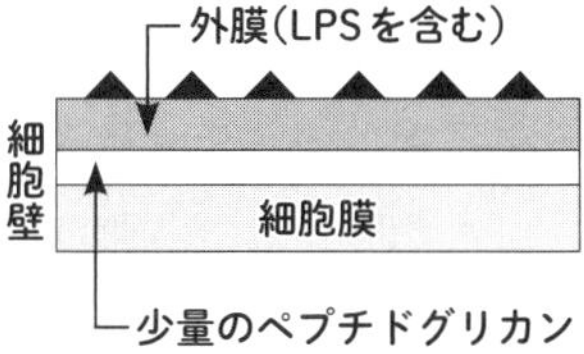

◎**発酵菌**：酢酸菌、ザイモモナス菌（テキーラやプルケの発酵で利用）、キサントモナス菌（増粘剤キサンタンガムの発酵生産に利用）

◎**食中毒菌、病原性菌、その他**：大腸菌、サルモネラ菌、カンピロバクター菌、コレラ菌、ビブリオ菌、緑膿菌

てきた！」と認識し、免疫機能を活性化するのです。

もちろん、酢酸菌はコレラ菌などとは違って、人体には無毒です。しかし、体内に入ってくると、やはりマクロファージは酢酸菌の表面にあるＬＰＳに反応し、悪い菌だと認識してすぐさま免疫を発動します。

ＬＰＳがこの免疫スイッチを刺激する働きは強く、近年、健康食品の分野では「免疫ビタミン」ともいわれて注目されるようになりました。

アレルギーの症状を抑える治療薬は数多く開発されており、例えば花粉症の治療には、抗ヒスタミン薬や鼻噴霧用ステロイドなどがよく使われています。しかし、これらの成分には眠気が起こるといった副作用があるため、常時、手軽に利用するのはやや問題があります。

これに対して、酢酸菌の摂取には副作用はありません。長い年月、人間に利用されてきたものなので、食べても飲んでも問題なし。免疫機能をごく自然に強化し、アレルギーの症状をやわらげることが期待できます。

体内でアルコールを分解し、悪酔いを防いでくれる!?

酢酸菌の健康効果については、免疫関係以外にも非常に興味深いものがあります。それはお酒との関係です。

酢酸菌はアルコールをエサにして酢酸を生み出します。この酢酸菌ならではの特性に注目し、飲酒時に利用できないものかという発想から、キユーピーが研究に取り組んでいます。

実験は飲酒習慣のある40~60代の男性7人を対象に実施。アルコール飲料に加えて、酢酸菌が入ったカプセルを飲んだ場合と、酢酸菌が入っていないプラセボのカプセルを摂取した場合とで、呼気と血中のアルコール濃度を測定しました。その結果、酢酸菌入りのカプセルを併用することにより、いずれの数値も低下しました。

また、マウスを使った別の実験では、酢酸菌のカプセルを継続的に摂取すると、飲酒時の肝機能悪化や肝臓への脂肪蓄積が軽減されました。

これらの実験から、飲酒中または飲酒後に酢酸菌を摂取すると、胃のなかのアルコールを分解してくれることがわかりました。アルコールを酢酸に変える働きがある酵素は、酢酸菌の表面の膜に含まれています。ということは、酢酸菌をまるごと摂取すれば、お酒を分解する作用が期待できるわけです。

胃のなかは酵素が働きやすい環境ではないので、酢酸菌を同時に摂取しても、どれだけ効果的にアルコールを分解してくれるのかはわかりません。いろいろな要因に影響されそうですが、飲み過ぎたときの悪酔い、あるいは脂肪肝などの改善につながる可能性があるのは確かといえるでしょう。

こうしたアルコールが原因のトラブルを避けるためにも、酢酸菌が豊富なにごり酢の摂取をおすすめします。

伝統的製法による「黒酢」は酢酸菌の宝庫

にごり酢と似た健康効果を持つ
酢の仲間があります。
それが伝統的な製法による黒酢。
酢酸菌をはじめとする微生物の働きを
まるごと利用しましょう。

黒酢は一般的な酢と比べ、原料を4・5倍も使う

日本の酢のなかに、「黒酢」という個性的な酢があります。にごり酢とはタイプが違いますが、独特の製法によって酢酸菌の成分が酢に溶け込み、健康効果を大いに期待できるものです。本章では、この素晴らしい黒酢を改めてクローズアップ。個性的なつくり方や含まれる有効成分、健康に対するさまざまな効果などを考えていきます。

食酢（酢酸を主成分とする酸味調味料）は「醸造酢」と「合成酢」に大別され、醸造酢には「穀物酢」や「果実酢」が含まれます。黒酢は穀物酢の一種です。

黒酢は米でつくる「米黒酢」と、大麦が原料の「大麦黒酢」の2タイプに分かれます。どちらも製品1ℓあたりに、原料を180g以上使用しなければなりません。これに対して、米酢やほかの穀物酢の原料に関する規定は、製品1ℓあたり40g以上。黒酢がいかに原料を豊富に使用しているのかがわかります。

原料の成分に糖やアミノ酸が多いと、熟成中にアミノカルボニル反応（メイラード反応ともいう）が起こり、赤褐色の色素ができて色づきます。着色は熟成期間が長い

ほど進み、その結果、黒くなったのが黒酢です。

原料の使用量が少ないと、いくら長く熟成させても、黒酢のような黒っぽい色にはなりません。黒酢の「黒」は、熟成によって生み出された本物の色。黒くない酢に着色料を添加し、一見、黒酢のように見せかけることは禁止されています。

「黒酢」という名称は、そもそも鹿児島県の福山町で伝統的製法によりつくられている壺酢をそう呼んだことにはじまります。鹿児島の壺酢は、現在では地理的表示制度により、「鹿児島の壺造り黒酢」という名称で保護されています。

壺のなかで半年~3年も寝かせて、やっと完成

日本に酢づくりが伝わった時期は、4~5世紀ではないかと考えられていますが、定かではありません。しかし、少なくとも奈良時代の万葉集には酢を使っていた記録が残っています。また、平安時代中期に編さんされた書物『延喜式《えんぎしき》』に、酢のつくり方がくわしく記されていることから、この時代には日本でも酢づくりが行われていたと考えられます。

『延喜式』に記載されている酢の製法は、お酒のつくり方とよく似ていて、米麹と蒸米と水を混ぜて発酵させるものです。鹿児島でおよそ200年前から伝わる壺づくりの黒酢は、この方法とよく似ています。

壺づくりでは、壺のなかに米麹と蒸米と水を入れて、その表面に乾いた麹を振りまき、ふたをかぶせて畑に放置します。すると、翌日から乳酸菌が増殖。乳酸発酵が起こって酸性の環境になり、発酵したもろみが雑菌に侵されにくくなります。こうしたなかで酵母が増殖し、アルコール発酵を盛んに行ってお酒ができていきます。

ここまではちょうど、「生酛《きもと》造り」と呼ばれる昔ながらの清酒づくりとほとんど同じです。とはいえ、壺づくりの場合はもちろん、アルコールが生まれたら発酵終了ではありません。今度は酢酸菌が増殖しはじめるのです。

壺のなかでは、いったんアルコール濃度がピークに達したあと、酢酸ができるのと入れ替わりにその濃度が下がっていき、最終的にはアルコールがすべて酢に変わります。ほかの多くの酢は、この段階でろ過して商品になりますが、壺づくりはそのまま半年〜3年ほどの長い間、壺のなかで熟成させて、ようやく完成します。

壺のなかで、乳酸・アルコール・酢酸のトリプル発酵

米酢づくりでは、アルコール発酵でお酒になったあと、お酒の部分だけをいったん取り出し、少し成分を整えてから別のタンクに移します。そこに酢酸菌を投入するか、酢酸菌の膜をそっと水面に浮かべることによって、酢酸発酵がはじまります。

穀物酢や果実酢の場合でも、アルコール発酵のタンクと酢酸発酵のタンクは別にして、2段階の発酵工程を経るのが普通です。

ところが壺づくりの黒酢では、ひとつの壺のなかで麹の糖化から乳酸発酵、アルコール発酵、酢酸発酵までの「トリプル発酵」のすべてを連続的、あるいは並行して進行させます。そして、発酵終了後もそのまま長い期間熟成させるのが特徴です。

このため、壺のなかで米と多種類の菌が複雑に絡み合い、通常の酢づくりでは見られないような微生物の効果が得られます。

麹菌、乳酸菌、酵母、さらに酢酸菌と、変遷していく微生物がすべて同じ壺のなかに残ったままで、それらの菌体成分が長い熟成期間の間に酢に溶け出していくのです。

黒酢にはさまざまな健康効果があることが研究で明らかにされていますが、それらはこの壺づくりの独特な製法によるものです。

主成分が酢酸であることはどの酢も同じですが、伝統的な製法でつくられた黒酢には、ほかにもさまざまな成分が含まれています。

比較的多く含まれているのは、原料の米に由来するブドウ糖から酢酸菌の作用で生まれるグルコン酸で、ほかの酢よりも多く見られます。

原料の米に、玄米やあまり精白していないものを使うことが多いため、ぬかに由来する成分も豊富です。ぬかのたんぱく質が麹菌の作用で分解し、発酵・熟成過程で変化したアミノ酸やペプチドも含まれています。

アミノ酸のなかでは特にグルタミン酸が多く、黒酢を飲むと舌に感じるうま味成分になっています。

ペプチドとはたんぱく質の断片のことで、アミノ酸がいくつかつながった物質です。味わいにコクを与えるほか、さまざまな機能性にかかわる成分としても近年注目され、トクホなどに活かそうとさまざまな研究が行われています。

黒酢には血液をサラサラにする効果あり

黒酢に多彩な健康効果があることはよく知られています。「飲むお酢」ブームの中心になっていたのも黒酢でした。

飲酢で得られる健康効果で代表されるのは、主成分である酢酸によるもの。米酢で昔ながらのつくり方をした場合、これに麹の働きも加わります。さらに、壺でゆっくり熟成する黒酢には、酢酸菌はもちろん、ほかにもさまざまな種類の微生物が生み出す多くの健康効果が見られます。

黒酢の機能性については、古くから数多くの研究が行われてきました。確かな健康効果を順に紹介していきましょう。

まず注目されるのは、血液をサラサラにしてくれることです。これは非常に重要な健康効果。サラサラの状態とは逆に、血液がドロドロで血流が悪くなると、血栓症や高血圧症などの循環器系疾患をはじめ、さまざまな生活習慣病のリスクが高まってしまいます。

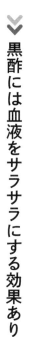

血液サラサラ効果については、柑橘類や梅干しの酸っぱさであるクエン酸、エゴマ油や魚の油といった多価不飽和脂肪酸にも期待できます。これらの成分が血流を改善するのは、血小板の血液を固める作用を抑えるからです。

一方、黒酢の場合は、違うアプローチによって血液をサラサラにします。その作用は、血液中の赤血球の割合（ヘマクリット値）と中性脂肪を低下させることによるもの。これらの働きにより、血液のネバネバ度を低下させて、血管中の血液の流れ具合を改善します。

血液の流れを改善し、心筋梗塞を防ぐ効果も

黒酢には「赤血球変形能」を改善する効果があることも明らかになっています。赤血球変形能とは聞き慣れない言葉でしょうから、簡単に説明しましょう。

赤血球は全身の細胞に酸素を運び、二酸化炭素を回収するのが仕事です。大きな動脈や静脈だけでなく、もちろん毛細血管にも流れ込みます。

からだの末端まで流れるときには問題がひとつあり、じつは赤血球の直径は毛細血

管よりも大きいのです。けれども、赤血球には形をしなやかに変える能力があるので、そのままでは流れ込めない細い毛細血管に入ることができます。

赤血球が持っている、形を自在に変える能力が変形能。黒酢にはこの赤血球変形能を高める働きがあり、毛細血管での血液の流れを良くして、体中の細胞を元気にしてくれるのです。

黒酢の血流に関する健康効果は、実験によって確かめられています。実験は血液の流れの良くない20人を対象に行われたもので、黒酢を毎日20㎖摂取してもらい、1～6か月後に血液の粘度と赤血球変形能を測定。その結果、実験前と比べて、赤血球変形能が著しく改善されました。

また、男子の陸上長距離選手の全身の血液の流れに、黒酢がどういった影響を及ぼすのかについて調べた実験もあります。黒酢を毎日20㎖、30日間続けて摂取してもらったところ、血液の流れが明らかに改善。筋肉への血流量が増加して酸素供給量が上がり、持久性運動能力が向上しました。

赤血球の動きをしなやかにするのは、黒酢のどういった成分なのでしょうか。試験管のなかで、血液に黒酢を加えて赤血球変形能を調べた実験では、血液の流れが明らかに速くなりました。一方、酢酸だけを添加しても変化はありません。この結果から、赤血球変形能を改善する効果があるのは、黒酢に含まれている酢酸以外の成分だろうと考えられています。

赤血球のしなやかさが低下し、血液の流れが悪くなる原因のひとつが強いストレスです。胃・十二指腸潰瘍や心筋梗塞、脳梗塞などの発症は、ストレスによって血液の流れが悪くなることが関係しています。日ごろから強いストレスを感じている人はなおさら、黒酢を摂取することが有効だといえるでしょう。

怖い病気を引き起こす高血圧を制御できる

日本人の病気による死因の2位の心疾患、3位の脳血管疾患は、どちらも高血圧がきっかけとなる病気です。

高血圧自体には、あまり自覚症状がありません。このため、放置していると知らないうちに進行し、命にかかわる心筋梗塞や脳卒中などの原因になるので、「サイレント・キラー」とも呼ばれています。

この厄介な高血圧を予防する効果があるのが黒酢。普段から飲んだり食べたりすることで、血圧を下げる働きが期待できます。

黒酢の血圧降下作用は、原料に含まれているぬかが分解してできた「ペプチド」の働きだと考えられます。

ペプチドとは、たんぱく質が分解されてできた〝かけら〟のようなもの。アミノ酸が2個つながったものは「ジペプチド」、3個つながったものは「トリペプチド」と呼ばれます。アミノ酸の並び方によって、まったく違う働きをすることが知られており、発酵食品から得られる特に重要な機能性成分と認められています。

数あるペプチドのなかでも、黒酢にはからだのなかの「ACE」という酵素に働きかけて、その作用を阻害するものが含まれています。

ACEは血管を縮小させたり、血管を広げるホルモンを分解したりと、血圧上昇に深くかかわっている酵素。黒酢のペプチドは、厄介者であるこのACEの働きを邪魔して、血圧上昇を抑えてくれるのです。

多くの発酵食品は、製造の過程でたんぱく質が分解するので、いずれもペプチドがとても豊富。黒酢だけではなく、味噌、醤油、甘酒などにも、血圧降下作用のあるペプチドが含まれていることがわかっています。

また、黒酢には乳酸菌がグルタミン酸に作用してできる「γ-アミノ酪酸《らくさん》」が比較的多く含まれています。これは「GABA（ギャバ）」ともいわれ、健康食品の分野で近年、大いに注目されている物質です。GABAを摂取すると、人を興奮させるホルモン「ノルアドレナリン」の放出が低下し、血圧上昇を抑えるように働きます。

トクホに配合されるGABAの必要量を、黒酢なら1日30㎖で摂取することが可能です。血圧が高めで気になっている人には、ぜひ毎日、黒酢を摂取することをおすすめします。

気になるコレステロールと中性脂肪を減らす

毎年受ける成人病健診で、コレステロールと中性脂肪の数値が気になる人に、有益な情報をお届けしましょう。最近の研究によって、黒酢を摂取すると、総コレステロール値と中性脂肪値が低下することがわかりました。

まず、マウスを使った実験を紹介します。マウスに通常の食事と高コレステロール食を与えて飼育し、総コレステロールなどの数値がどう変化するのかを調べたものです。この実験では、黒酢を摂取すると実験前と比べて、総コレステロールと中性脂肪の数値がともに低下することが認められました。

また、人間を対象にした実験で、日ごろからこれらの数値が高い20人に、黒酢を毎日20㎖摂取してもらった研究があります。実験開始1か月後から6か月後まで、何度か血液検査を行ったところ、やはり総コレステロール値と中性脂肪が明らかに低下していました。

しかも、この実験結果で特筆されるのは、総コレステロール値だけが低下し、「善玉コレステロール」と呼ばれるＨＤＬコレステロールの数値はほとんど下がらなかったことです。

コレステロールのうち、「悪玉コレステロール」と呼ばれるＬＤＬコレステロールが増加すると、「酸化ＬＤＬ」という人体に有害な物質を生み出します。酸化ＬＤＬ

は血管内壁を損傷させて血栓症の原因になったり、血管を老化させて動脈硬化を引き起こしたりする厄介な物質です。中高年になっても健康を維持するためには、ＬＤＬコレステロール値が上昇しないように注意する必要があります。

一方、ＨＤＬコレステロールは全身から余分なコレステロールを回収してくれるので、この数値が高くなることは問題ありません。

ＬＤＬコレステロールと中性脂肪が慢性的に高い状態であると、脂質異常症という診断が下されます。この状態が続くと動脈硬化を起こしやすく、心筋梗塞や脳梗塞につながる恐れがあるので注意が必要です。

コレステロール自体は決して悪者ではなく、細胞膜やホルモンの主要な原料となるなど、からだに必要な物質です。このため、食事から摂取された分に加えて、体内でも合成されます。とはいえ、体内で余剰になったコレステロールは健康を損ねる原因になるので、過剰に摂ることは避けたいものです。

大豆たんぱく質や食物繊維、多価不飽和脂肪酸を含む食品はコレステロール値を下げることが知られているので、黒酢といっしょに摂取すると一層効果的でしょう。

黒酢の摂取で、からだがサビつく酸化をストップ

黒酢の健康効果として、からだの酸化を防ぐ働きも注目されています。

呼吸をして生きている生物は、酸素を体内に取り込み、代謝に利用してエネルギーを得ています。これは酸素が反応性の高い物質だからです。この性質によって、酸素は体内でさまざまな成分に反応して結びつきます。

酸素の反応には危険なものもあり、特にトラブルの元凶になるのは、呼吸で取り入れたうちの数％程度に発生する「活性酸素」。最近、健康雑誌やテレビ番組で取り上げられることも多くなってきました。

活性酸素の大きな問題は、からだのさまざまな成分と結びつき、鉄が酸化するときのようにサビつかせてしまうことです。細胞膜の損傷やたんぱく質の変性、ＤＮＡ複製エラーといった悪さを働いて、からだのさまざまな面での老化を促進し、細胞のがん化の原因ともなります。

また、血液中の脂質成分が酸化するのも問題で、心筋梗塞や脳梗塞などにつながる

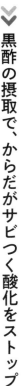

動脈硬化のリスクが高まります。

こうした酸素の害を防ぐため、からだには酸化から守る働きがもともと備わっています。しかし、ストレスや加齢、あるいは生活習慣病などによって、その作用は弱まってしまうのです。

そこで、酸化の悪影響を防ぐため、体内に取り入れたいのが抗酸化物質です。よく知られている抗酸化物質がポリフェノール。野菜や果物に含まれている成分ですが、じつは酢からも摂取することができます。なかでも多いのが果実酢で、原料に由来するポリフェノールがたっぷり含まれています。

食酢の抗酸化作用を調べた実験を紹介しましょう。大豆油やひまわり油などに多いリノール酸を使って、その酸化を抑える働きを測定したところ、果実酢の抗酸化力は穀物酢よりも強く、なかでもワイン酢の働きが優秀であることが確認されました。

そして、そのワイン酢と比べても、圧倒的に強い抗酸化力を持っていたのが黒酢なのです。活性酸素の害をなくす作用を調べたほかの実験でも、黒酢は酢のなかで特に強力な抗酸化力があることがわかりました。

中高年に多く見られ、動脈硬化の要因となる高コレステロール血症でも、酸化を抑える黒酢のパワーは力を発揮します。

この病気は、血液中に余分にあるＬＤＬコレステロールが酸化し、酸化ＬＤＬとなって血管を老化させることが原因。その作用との関係を調べた実験で、黒酢にはＬＤＬコレステロールの酸化を抑える働きがあることがわかりました。

このうれしい実験結果より、日ごろから黒酢を摂取することによって、血液中のＬＤＬの酸化が抑えられ、動脈硬化のリスクを下げることが予想されています。

がんのマウスに黒酢を与えると、腫瘍が小さくなった！

黒酢にはがんなどの腫瘍を小さくする作用や、免疫を活発にする働きがあることもわかっています。

その働きが確認されたのは、腫瘍細胞を移植したマウスで行われた実験です。ひとつには通常のエサ、もうひとつには10倍濃縮黒酢を加えたエサを16日間与えて、その後、腫瘍を摘出して重さを比較しました。測定の結果、濃縮黒酢を与えたマウスの腫瘍は、正常エサのマウスの腫瘍の半分以下まで小さくなっていたのです。

黒酢の持つ抗腫瘍作用のメカニズムを明らかにしようと、別の実験も行われました。正常なマウスには通常のエサ、腫瘍マウスには通常のエサと黒酢成分を含むエサの2群に分けて、3日間飼育。その後、「ナチュラルキラー細胞（NK細胞）」の活性を測定した実験です。NK細胞は免疫細胞の一種で、がん細胞やウイルス感染細胞を見つけしだい攻撃する性質を持っています。

測定の結果、通常エサを与えられた腫瘍マウスのNK細胞の活性は、正常なマウスよりも低下していました。ところが、黒酢成分を与えられた腫瘍マウスのNK細胞の活性は、通常エサの腫瘍マウスよりも高まっていたのです。

これらの実験から、黒酢成分にはNK細胞の活性を高める働きがあり、その作用によって腫瘍の成長が抑えられたのだと考えられます。

また、腫瘍マウスの細胞では、黒酢成分を含むエサで飼育したときのほうが、ある種の「サイトカイン」の放出量が多いことがわかりました。サイトカインとは主に免疫細胞が分泌し、さまざまな細胞に影響を与える物質です。

この実験でサイトカインを分泌したのは、免疫細胞の一種である「マクロファージ」でした。侵入した異物を見つけると丸呑みにし、その情報をほかの免疫細胞に伝える働きを持っており、「免疫システムの司令塔」ともいえる存在です。

実験では、マクロファージがつくったサイトカインがNK細胞を活性化させ、腫瘍を抑える働きをしたと考えられます。

免疫機能が活性化するメカニズムは、これで終わりではありません。活性化したNK細胞は、また違う種類のサイトカインを分泌し、それがマクロファージを刺激。マクロファージは活性化して、先ほどのNK細胞を刺激するサイトカインを一層放出します。これによってNK細胞はさらに活性化し、腫瘍をますます攻撃する——。こうした、よくできた仕組みになっているのです。

黒酢そのものではなく、「黒酢もろみ末」にも大腸がん細胞の増殖を抑える働きがあることもわかっています。黒酢もろみ末とは、黒酢を熟成したあとのもろみを絞った残渣《ざんさ》を乾燥させて粉末にしたものです。黒酢の長期熟成にかかわった微生物の菌体成分や、その他の不溶性成分がたっぷり含まれています。

マウスに大腸がん細胞を移植して、黒酢もろみ末を配合したエサで飼育。50日後に調べたところ、黒酢もろみ末を摂取した群は、摂取していない群と比べて腫瘍の量が少ないという結果になりました。

黒酢や黒酢もろみ末のどういった成分が、免疫反応の初期段階を活性化させ、大腸がん細胞の増殖を抑制するのかはわかっていません。ただ、黒酢の発酵には多くの微生物がかかわっているので、黒酢特有の成分だと予想されます。

特に黒酢もろみ末は壺の底にある堆積物なので、何らかの微生物の菌体成分が作用したのではないかと考えられます。

酒飲みに朗報、黒酢は肝機能も改善する

黒酢の健康効果はさまざま。お酒が好きな人は、肝臓に関する効能についても興味があることでしょう。うれしいことに、黒酢は肝細胞の機能を改善することが研究で明らかになっています。

ラットの肝細胞を試験管のなかで培養すると、通常、時間の経過とともに細胞は減

少していきます。ところが、酢酸を取り除いた黒酢を加えておくと、その減少具合が抑えられたのです。

肝炎を発症させたラットを使った実験もあり、黒酢を与えるとGOT値の上昇が抑えられるという結果が出ました。GOT値は肝機能が悪くなると上昇する検査数値です。また、高脂肪食を2年間食べさせたマウスと、黒酢もいっしょに食べさせたマウスでは、後者のほうが脂肪肝の発生数が抑えられたという実験もあります。

こうした黒酢の肝機能改善作用は、黒酢の摂取が二日酔い防止に役立つといわれることと関係があるのではないか、といわれています。

心筋梗塞や脳梗塞につながる血栓予防効果も

血液中にできた血栓で血管が閉塞すると、血流が悪くなって、からだにさまざまな悪影響を及ぼします。ひどい場合は心筋梗塞や脳梗塞を引き起こし、最悪の事態になりかねません。この怖い血栓症を予防する効果が、黒酢や黒酢もろみ末にあることがわかってきました。

そもそも血栓とは、血管の壁に傷ができたときにできる血液のかたまりのこと。命にかかわる病気の原因になることから、悪いイメージがありますが、傷口をふさぐという大事な役割を持っています。

血管壁にできた傷が治ると、通常、血栓は自然と溶けて消えていきます。ところが、ときに血栓が溶けずに残ってしまうことがあります。こうした場合、血管を流れる血液の成分が引っかかって、血栓がさらに大きくなるケースも少なくありません。その結果、血管内が狭くなって高血圧症の原因になります。

血栓が壁からはがれて流れ出し、血管の細い部分で詰まってしまうと、さらに危険な事態を招きかねません。詰まった場所によっては、心筋梗塞や脳梗塞などを引き起こす恐れがあるからです。

血栓が溶けにくいのは、溶かすのを邪魔する「プラスミノーゲン・アクチベーター・インヒビター1（ＰＡＩ－1）」という物質のしわざ。健康な人のからだでは、血液中のＰＡＩ－1の濃度はそれほど高くありません。しかし、糖尿病や肥満、あるいは炎症などを起こすとＰＡＩ－1の濃度が上昇し、血栓が溶けにくくなってしまいます。

　このメカニズムに関与し、良い影響を与えるのが黒酢です。実験でマウスに免疫機能を刺激する物質「ＬＰＳ」を皮下注射し、わざと炎症を起こさせると、予想通り血液中のＰＡＩ－１濃度が上昇しました。しかし、酢酸を取り除いた10倍濃縮黒酢や黒酢もろみ末を含んだエサを４週間摂取させると、炎症が起こってもＰＡＩ－１の上昇は抑えられたのです。

　また、ある種のサイトカインをマウスに皮下注射すると、同じように血液中のＰＡＩ－１濃度が上昇しました。ところが、あらかじめマウスに黒酢もろみ末を摂取させておくと、ＰＡＩ－１の上昇を抑制できたのです。この実験で良い影響を与えたのは黒酢もろみ末だけで、10倍濃縮黒酢を与えてもＰＡＩ－１濃度の上昇は抑えられませんでした。

　ＬＰＳやサイトカインによって、血中ＰＡＩ－１濃度が上昇する仕組みは次のような流れです。まず、ＬＰＳにマクロファージが刺激されてサイトカインを分泌。そのサイトカインの働きにより、ＰＡＩ－１濃度が上昇します。

実験の結果から、黒酢にはＬＰＳの作用を抑える力がありますが、サイトカインの作用を抑える力はなし。これに対して、黒酢もろみ末には両方の作用を抑える力があると考えることができます。

黒酢の発酵微生物を豊富に含む黒酢もろみ末には、炎症性の血栓溶解の阻害を防ぐ効果があったのです。黒酢もろみ末はもっと注目されるべき健康食品ではないでしょうか。

インスリンの効き目を強くして、血糖値を下げる

代表的な生活習慣病のひとつである糖尿病。食後だけではなく、空腹時にも血液中のブドウ糖濃度が高い状態が続くのが特徴です。

血糖値が慢性的に高くなる原因としては、血液中のブドウ糖濃度を下げるホルモンであるインスリンがうまく作用しなくなることがほとんど。日本人の糖尿病患者の90%はこのタイプで、「Ⅱ型糖尿病」または「インスリン抵抗性」と呼ばれています。

なお、インスリンそのものの分泌量が減ったのが原因で、血中のブドウ糖濃度が下

がらないタイプの糖尿病は「I型糖尿病」といいます。

糖尿病につながる高血糖の状態を避けるには、黒酢を飲んだり食べたりすることが効果的です。血糖値の高い患者を対象に行われた臨床実験で、黒酢を摂取したところ、血糖値が下がることがわかっています。

また動物実験でも、黒酢や黒酢もろみ末に高血糖の症状を抑える効果が確認されました。II型糖尿病のマウスに黒酢を30日間摂取させたところ、満腹時の血糖値上昇が抑えられたという実験です。

血糖値の上昇は、野菜などに含まれる食物繊維によっても抑えられます。食物繊維が消化管内にあると、ブドウ糖の吸収を遅らせてくれるからです。

これに対して、黒酢が血糖値上昇を抑える働きは、別のメカニズムによるもの。インスリンの作用が強められて、筋肉細胞や肝細胞でのブドウ糖の取り込みが促進され、血糖値が上昇しないという仕組みです。

黒酢が持っているこの健康効果は、食後の血糖値の急上昇を抑えて、脂肪の蓄積を防ぎたい人にも朗報かもしれません。

血糖値の急上昇が抑えられることを期待して、食物繊維を含む野菜を真っ先に食べるのが、ダイエット中の人がよく試みる「ベジファースト」。これと同じような血糖値上昇の抑制効果が、食事といっしょに黒酢を飲む、あるいは黒酢を使った料理を食べる、といったことでも期待できそうです。

黒酢には「頭を良くする」効果もあった

黒酢や黒酢もろみ末には頭を良くする効果もある、と聞くとびっくりするのではないでしょうか。

黒酢などが認知症にどういった作用があるのか、老化を促進させたマウスを使って調べた実験を見てみましょう。水を張った迷路でマウスを泳がせて、ゴールするまでにかかった時間を測り、空間をどれだけ記憶できるのか調べたものです。

正常なマウスと比べて、老化促進マウスは迷路を抜けるのに時間がかかりました。これは迷路をうまく記憶できないからです。次に、黒酢や黒酢もろみ末を含むエサで飼育しておき、同じように実験すると、老化促進マウスは正常マウス以上にゴールするまでの時間が短くなりました。つまり学習能力の改善効果が見られたのです。

黒酢や黒酢もろみ末を摂取した老化促進マウスは、アルツハイマー病の原因である脳内の異常たんぱく質の蓄積が抑えられ、認知機能が低下しにくくなることも報告されています。

女性が喜ぶ「美肌効果」も明らかに

黒酢には美肌効果も期待できます。アミノ酸のなかでも、健康な肌を保つのに有効な「D-アミノ酸」というタイプのものが含まれているからです。

D-アミノ酸は神経伝達やホルモン分泌に関与し、皮膚の保水効果やコラーゲンの生成作用がある成分。老化に伴って、皮膚に含まれるD-アミノ酸は減っていきますが、黒酢を摂取することによって補うことができます。

かつて、アミノ酸は「L-アミノ酸」というタイプばかりというのが定説でした。その後、分析技術の進歩によってD-アミノ酸が発見され、エビやカニ、貝など、さまざまな生物にあることがわかりました。

D‐アミノ酸は甘い味をした物質。発酵食品にも比較的多く含まれており、なかでも特に多いのが黒酢なのです。黒酢に含まれるD‐アミノ酸は、発酵のはじめの時期によく増殖する乳酸菌がつくると考えられています。また、最後の熟成中にゆっくり増殖する乳酸菌も関係しています。

乳酸菌がかかわっていないほかの食酢では、D‐アミノ酸はほとんど検出されないので、黒酢の特徴的な成分のひとつだといえます。

溶け込んだLPSの作用で免疫機能を活性化

酢酸菌がそのまま残っているにごり酢には、免疫機能を強化する作用があります。酢酸菌が溶け込んでいる黒酢も、同じように免疫機能に働きかけ、花粉症や食物アレルギー、アレルギー性鼻炎といった、過剰な抗原抗体反応が原因で起こるアレルギーを抑える作用を期待できます。

アレルギー症状を起こしやすくしたラットの細胞を使って行った実験があります。この特殊な細胞に、酢酸を取り除いて10倍濃縮した黒酢を加えて培養したところ、鼻炎やくしゃみなどを起こす化学物質の放出が抑えられました。

同じような作用が、動物実験でも確かめられています。スギ花粉症などのアレルギー症状を起こすマウスに、黒酢の濃縮液を摂取させると、すべての症状がやわらいだのです。

こうした免疫調節機能は、黒酢にたっぷり含まれている酢酸菌の働き。もっといえば、菌の細胞壁にある成分「LPS」の作用であることがわかっています。

LPSの健康効果を得られるのは、黒酢が複雑な発酵を経たのち、もろみの状態で長期間熟成されるからです。長く貯蔵されている間に死菌が分解し、そのときにLPSなどの菌体成分が溶け出すと考えられています。

黒酢の免疫活性化成分を調べた研究では、菌の成分が黒酢に溶けていることをはっきり確認。この成分に、重要な免疫細胞であるマクロファージを活性化する作用が認められました。

免疫機能を刺激する成分のLPSは、コレラ菌やサルモネラ菌などの「グラム陰性菌」なら、どの菌の細胞壁にも含まれています。そういったなかでも、酢酸菌のLP

Sは構造に特徴があり、酸性の環境下での安定性が良く、長い間、構造が維持されることがわかっています。

この特徴から、黒酢のなかには酢酸菌のＬＰＳが溶けて存在しているので、ろ過した商品でも効果を十分期待できるというわけです。

黒酢にはさまざまな健康効果があることが経験的に知られています。それらのいくつかは、この章で紹介したように、研究によって仕組みが明らかにされてきました。

黒酢や黒酢もろみ末に確認されている抗酸化作用、抗がん作用、抗アレルギー作用、免疫を活発にする作用などには、酢酸菌の成分がかかわっている可能性があります。

健康のために、黒酢を生活に取り入れてみてはいかがでしょうか。

バルサミコ酢などの長期熟成酢も黒酢と同じ効果が

発酵にかかわった菌の成分が溶け込んでいるのが、伝統的な製法でつくられた黒酢の特徴です。世界に目を向けると、これと同じような性質の酢がほかにもあるので紹介しましょう。

酢は世界各地でつくられていて、近代的な設備で効率良く生産されているものもあれば、伝統的手法でじっくり時間をかけてつくられているタイプもあります。

黒酢と同じように、昔ながらの製造方法で長期間熟成させると、酢酸菌は発酵を終えたあとも壺やタンクにとどまることになります。そして、熟成させている間に酢酸菌は死んで、LPSをはじめとする菌体成分が液に少しずつ溶け出していきます。

こうした有効成分を豊富に含んでいる酢のひとつが、中国の上海に近い鎮江《ちんこう》で昔からつくられている長期熟成酢「鎮江香醋《こうず》」です。

もち米からつくったお酒をかめに移し、これにもみ殻を加えて、発酵のなかでも珍しい「固体発酵」という手法で酢酸発酵。その後、もみ殻から酢を抽出して別のかめに移し、1年から数年間熟成させて仕上げます。長きにわたる熟成によって、液は黒く濃厚な色になります。

北イタリアのモデナ地方の特産であるバルサミコ酢も、伝統的につくられている長期熟成酢。煮詰めたブドウ汁を木樽に詰め、酢酸菌で発酵熟成させたものです。

熟成させるうちに、蒸発によって液量が減ったら少し小さめの木樽へ移し、また減ればさらに小さい木樽に移し替えるという作業を繰り返し、濃縮されたバルサミコ酢ができあがります。

バルサミコ酢は5年あるいは10年と、非常に長期にわたる熟成を経てつくられ、熟成期間が長くなるほど値段も高くなっていきます。１００年熟成させた1瓶10万円の高級品もあるほどで、世界一高価な調味料といえるかもしれません。

この鎮江香醋とバルサミコ酢も、さまざまな菌由来の有効な成分がたっぷり含まれています。黒酢が持っているようなさまざまな健康効果を期待していいでしょう。

おすすめレシピ

にごり酢・黒酢を食卓に取り入れましょう

数ある酢のなかでも
特に健康効果の高いにごり酢と黒酢。
おいしく食べたり、飲んだりしやすい
アイデアを紹介しましょう。
ぜひ毎日の食卓に取り入れてください。

レシピの材料はすべて２人分です。

おいしく食べて、酢酸菌のパワーで健康に

酢は料理に爽やかな風味をプラスしてくれる、ほかにはない調味料。しかも、にごり酢や伝統製法でつくられた黒酢を使うと、免疫機能の活性化をはじめとする酢酸菌の働きや、酢そのものが持つ作用をまるごと摂取することができます。

食卓ににごり酢や黒酢を取り入れるのは簡単です。まずは、酢を加える料理をつくるとき、いつも使っている米酢や穀物酢などのかわりに、にごり酢や黒酢を利用するだけでOKです。

手軽なおかずである和風の酢の物や酢味噌和えはもちろん、お祝いの日の豪華なちらしずし、酢豚や酸辣湯《さんらーたん》などの中国料理、ラタトゥイユやコールスローといった洋風料理にも幅広く利用することができます。

サラダを食べるときも、にごり酢と黒酢は活躍します。今日は和風、明日はフレンチ、あるいはイタリアンといったように、各種ドレッシングの材料にするのも良い利用の仕方です。こうしたドレッシングは一度にやや多めにつくって、冷蔵庫で保存し

ておく方法もあります。

にごり酢をドレッシングに使う場合は、独特のにごりが気になる人がいるかもしれません。そうした場合は、こしょうなどの香辛料を加えてスパイシーな酢（スパイ酢）にすると、にごりが気にならず、抵抗なく使うことができます。

また、調理するときに使うだけではなく、いろいろな料理にちょっとだけ加えて、爽やかなアクセントにするのもいいでしょう。

「飲むお酢」として、1日大さじ1杯程度を利用するのも有効です。ただし、酢は強い酸性なので、そのままで飲むと、胃が荒れてしまいます。にごり酢や黒酢を飲酢する場合も、やはり何かで薄めてからにしましょう。

水でただ薄めるよりも、オレンジジュースや牛乳など、お好みのドリンクで5～10倍程度に割って飲むと、からだに負担をかけません。なかでもおすすめなのは、できるだけ濃厚な甘酒で割ってみること。甘くて飲みやすくなるのに加えて、甘酒ならではの「飲む点滴」効果も取り入れられ、さらに健康効果が高まります。

おいしくてからだに良いにごり酢と黒酢を、ぜひ食生活に取り入れましょう。

ラタトゥイユ

酢の効果で、よりさっぱりいただけます。冷やしてもおいしいです。

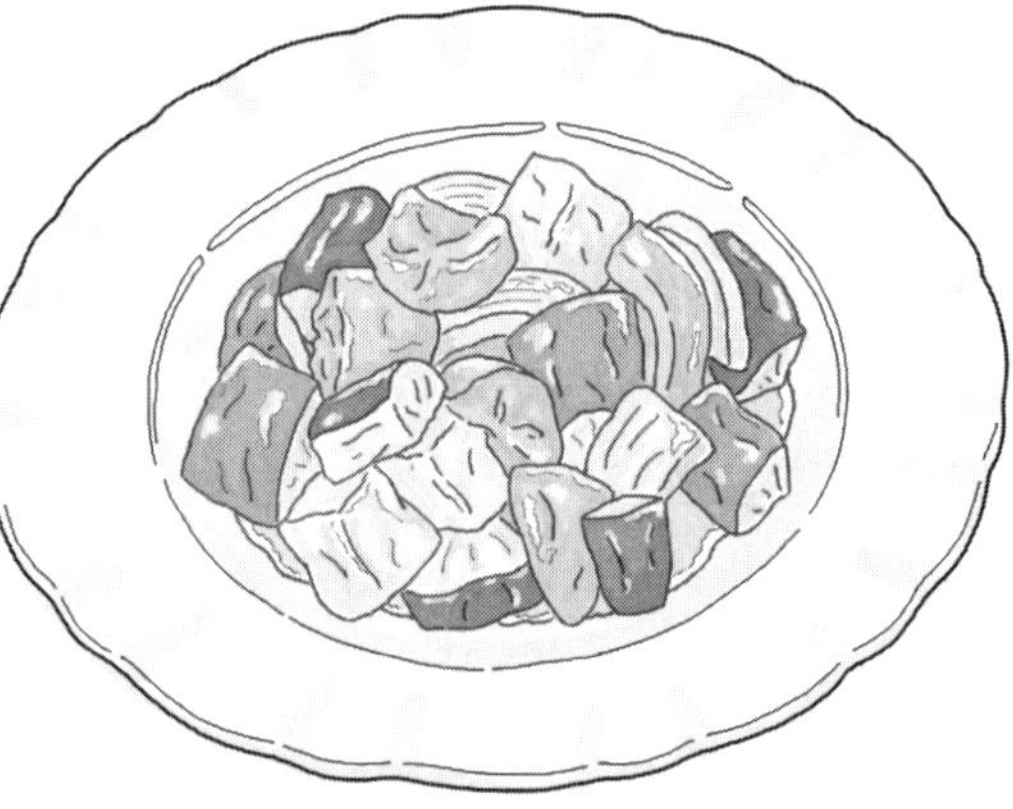

材料

トマト(大)…１コ　／　なす…１本　／
ズッキーニ…1/2本　／　パプリカ…1/2コ　／
玉ねぎ…1/2コ　／　にんにく…１かけ　／
オリーブ油…大さじ１　／　塩、こしょう…各適量　／
にごり酢または黒酢…大さじ２

作り方

①トマト、なす、ズッキーニ、パプリカ、玉ねぎは２㎝角に切る。にんにくはみじん切りにする。
②フライパンにオリーブ油とにんにくを入れて弱火にかけ、香りが立ったらトマト、なす、ズッキーニ、パプリカ、玉ねぎを加えて中火にし、塩をふって炒め合わせる。
③玉ねぎが透き通ってきたら、にごり酢または黒酢を加えて混ぜ合わせ、フタをして弱火で15分ほど蒸し煮にする。
④野菜がくたっとしたら、塩こしょうで味をととのえる。

おすすめレシピ

コールスロー

マヨネーズを使わない、酢がベースのコールスローです。

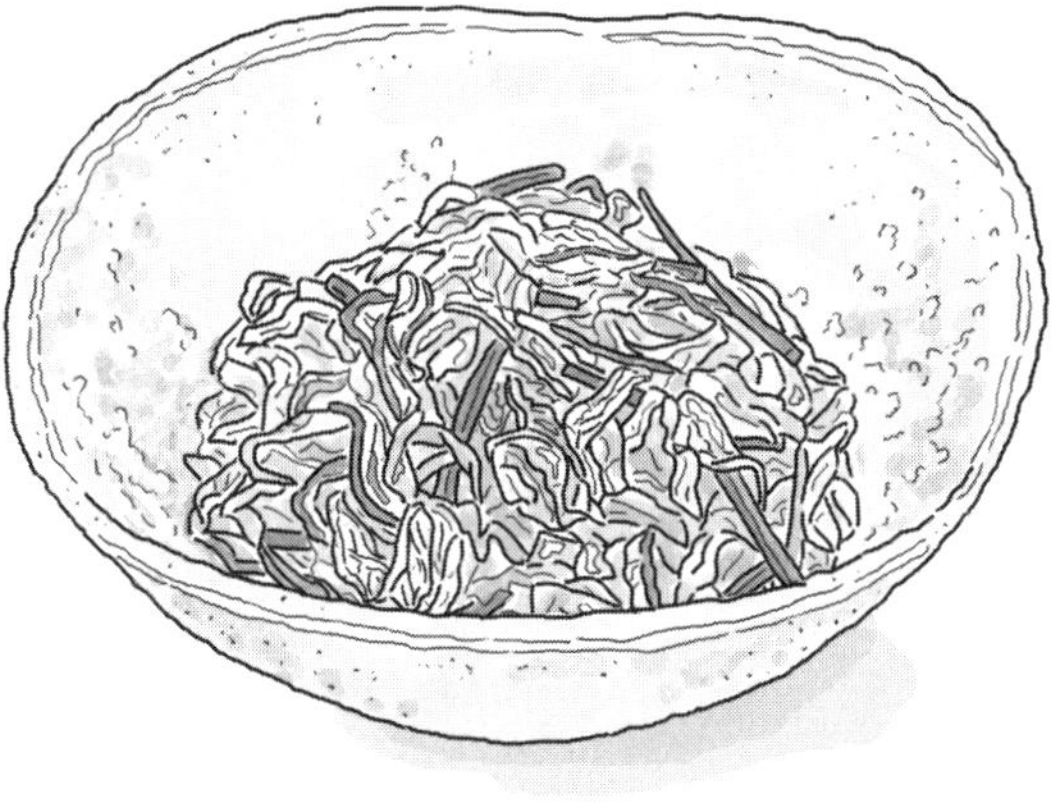

材料

キャベツ…1/4玉　／　にんじん…1/2本　／　塩…小さじ1　／　オリーブ油…大さじ1　／　にごり酢または黒酢…大さじ2

作り方

①キャベツ、にんじんはせん切りにしてボウルに合わせ、塩をふって手でもみ込むように全体に混ぜ合わせ、10分ほどおく。

②水気をギュッとしぼって別のボウルに移し、オリーブ油、にごり酢または黒酢を加えて混ぜ合わせる。

酢豚

にごり酢ならさっぱりと、黒酢ならコクのある酸味が楽しめます。

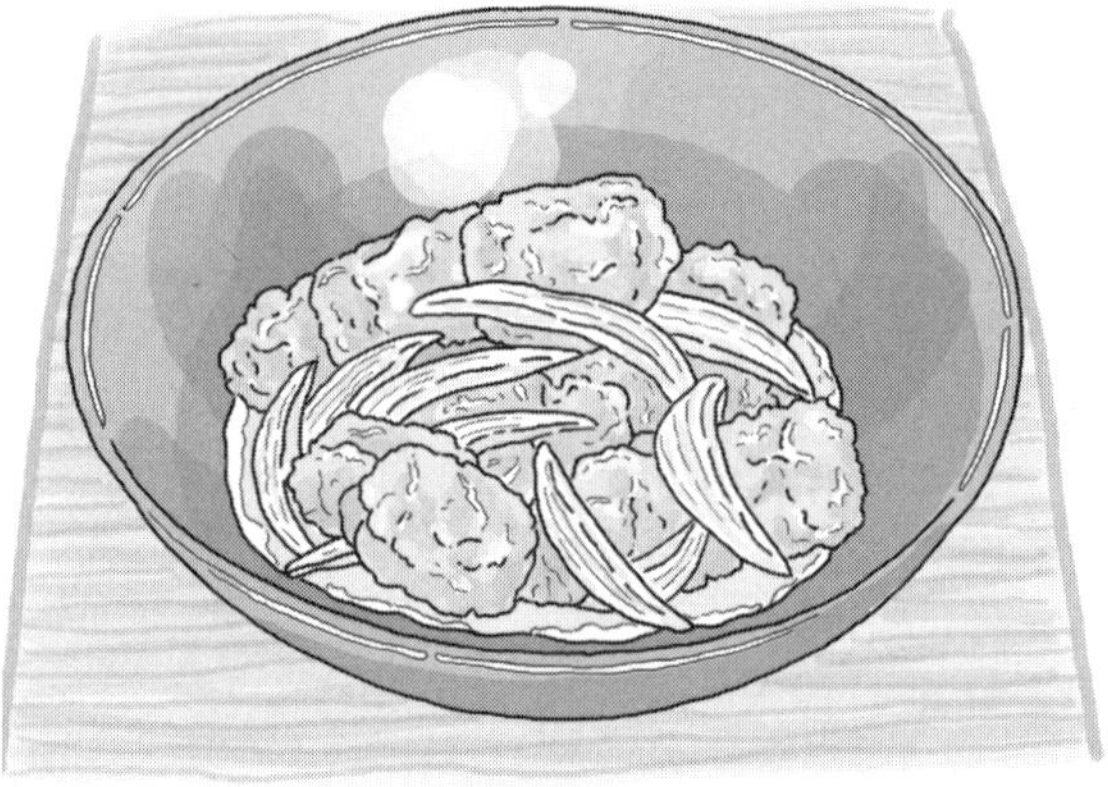

材料

豚肩ロース肉（とんかつ用）…２枚　／　玉ねぎ…１コ　／
片栗粉…大さじ１　／　サラダ油…適量
《Ａ》
醤油…小さじ１　／　酒…小さじ１
《Ｂ》
にごり酢または黒酢…大さじ２　／　醤油…大さじ１　／
砂糖…大さじ１と1/2　／　水…大さじ２と1/2

作り方

①豚肩ロース肉（とんかつ用）はひと口大に切り、Ａをもみ込む。
②玉ねぎは1.5㎝幅のくし形に切る。
③Ｂの調味料をボウルに合わせる。
④フライパンにサラダ油を熱し、①の豚肉に片栗粉をまぶしつけて炒める。
⑤玉ねぎを加えて炒め合わせ、③を加えて５分ほど煮る。

おすすめレシピ

唐揚げの薬味酢醤油がけ

薬味酢醤油は、豆腐にかけたり、ゆでた豚肉にかけてもおいしいです。

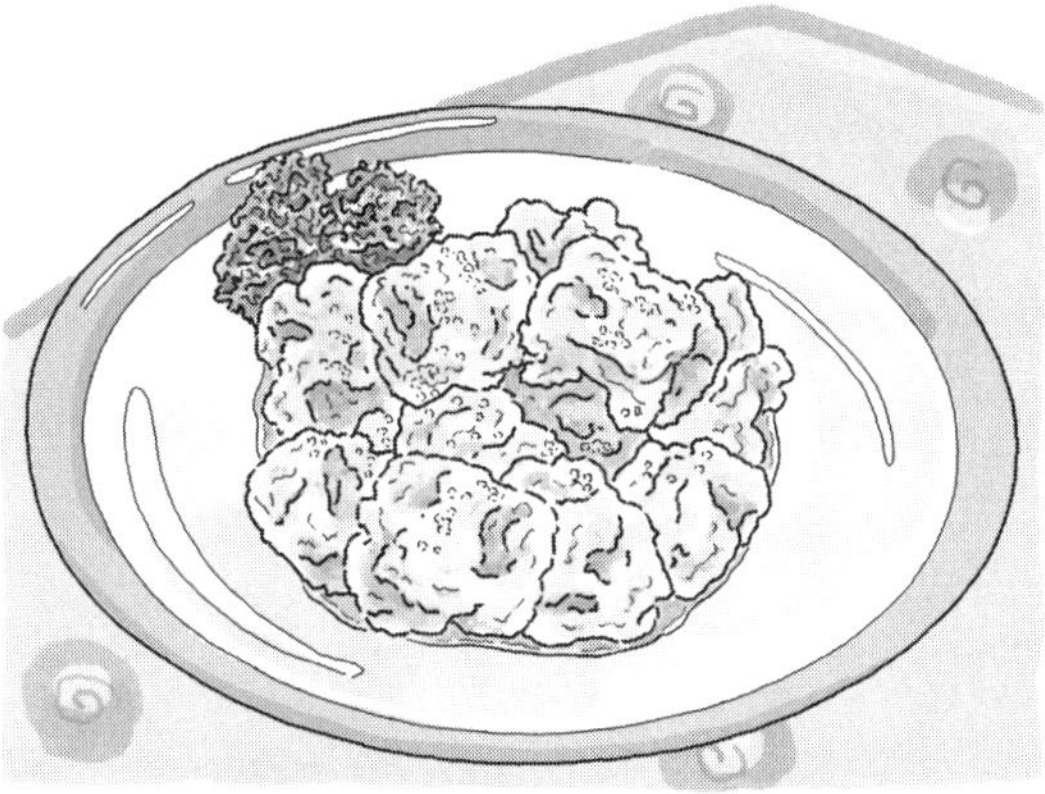

材料

鶏の唐揚げ(市販)…適量

《薬味酢醤油》

にごり酢または黒酢…大さじ2　／　醤油…大さじ2　／
砂糖…大さじ1と1/2　／　水…大さじ3　／
ごま油…大さじ1　／　長ねぎのみじん切り…適量　／
しょうがのみじん切り…適量　／
にんにくのみじん切り…適量

作り方

薬味酢醤油の材料をすべて混ぜ合わせ、鶏の唐揚げにかける。

酢辣湯

酢っぱ辛いスープは、疲れたときに元気をチャージしてくれます。

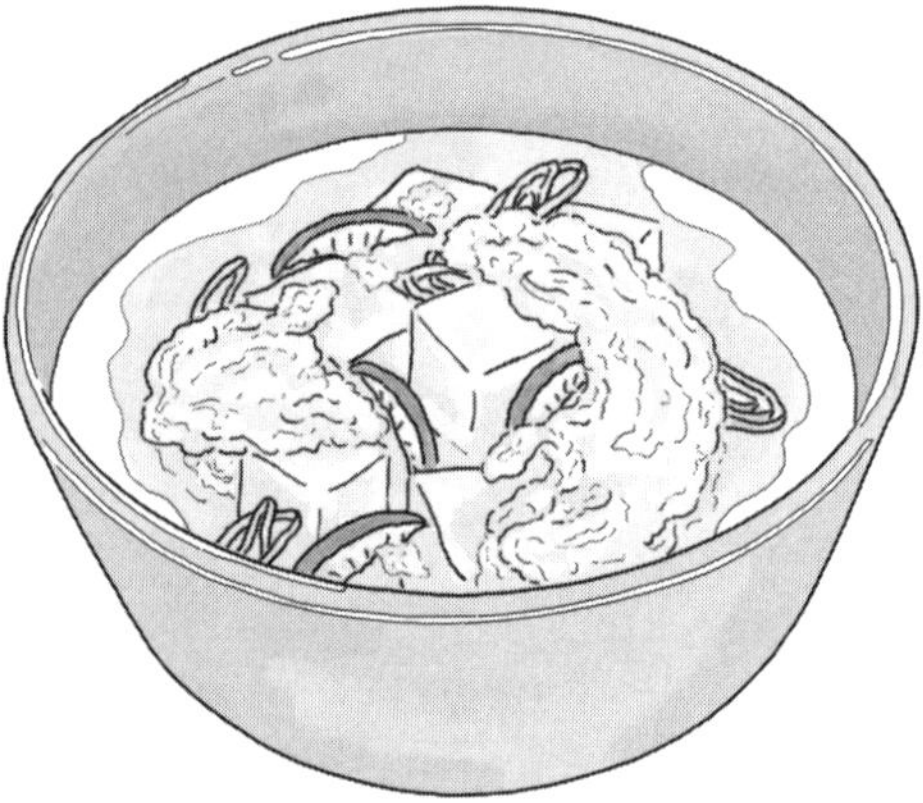

材料

豆腐…175ｇ　／　しいたけ…２コ　／　長ねぎ…15㎝　／
溶き卵…１コ分　／　湯…300㎖　／　鶏がらスープの素…５ｇ
《Ａ》
にごり酢または黒酢…大さじ２　／
オイスターソース…小さじ1/2　／　ラー油…小さじ1/2　／
塩、こしょう…各適量

作り方

①Ａの材料を混ぜ合わせる。
②豆腐は大きめの角切りに、しいたけは３㎜幅に、長ねぎは斜め薄切りにする。
③鍋に300㎖の湯を沸かして鶏がらスープの素５ｇを加え、豆腐、しいたけ、長ねぎを入れて中火で煮る。
④煮立ったら溶き卵を回し入れ、ふんわり浮いてきたら火を止め、①を加えて混ぜる。

海鮮ちらしずし

おいしいうえに、健康になれる酢飯です。

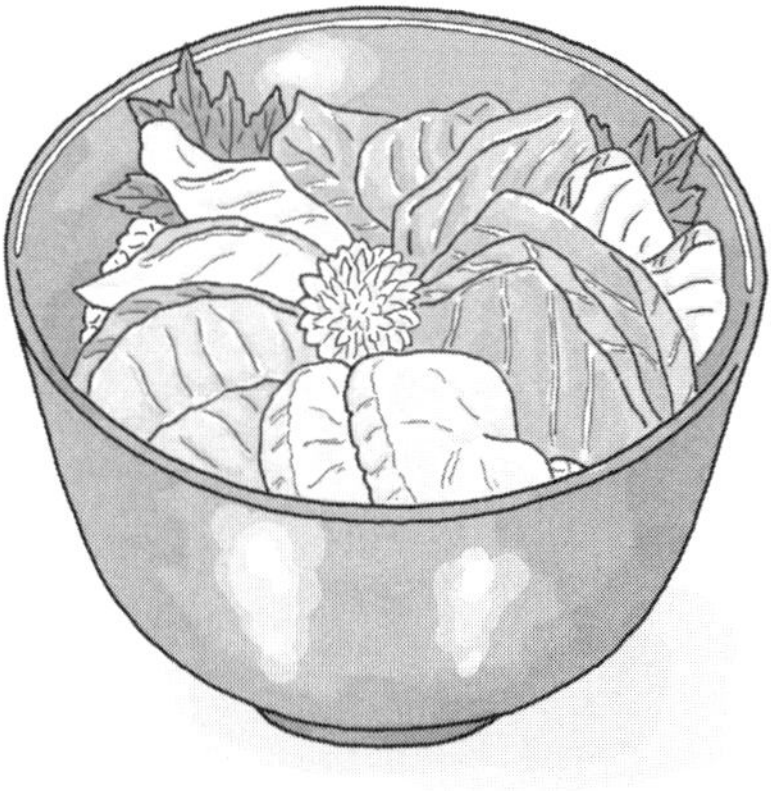

材料

米…1.5合　／　にごり酢または黒酢…大さじ２　／
砂糖…大さじ１　／　塩…小さじ１弱　／
刺身盛り合わせ…適量

作り方

①にごり酢または黒酢、砂糖、塩を混ぜ合わせる。
②米はかためめに炊き、飯台（またはボウル）に移して、①を回しかけ、しゃもじで切るように合わせる。
③うちわであおいで冷まし、表面が冷めたら上下を返して、うちわであおぐ。
④酢飯が人肌に冷めたら器に移し、刺身を盛りつける。

おすすめレシピ

ししゃもの南蛮漬け

揚げた小あじやさば、焼いた豚肉を漬けてもいいですね。

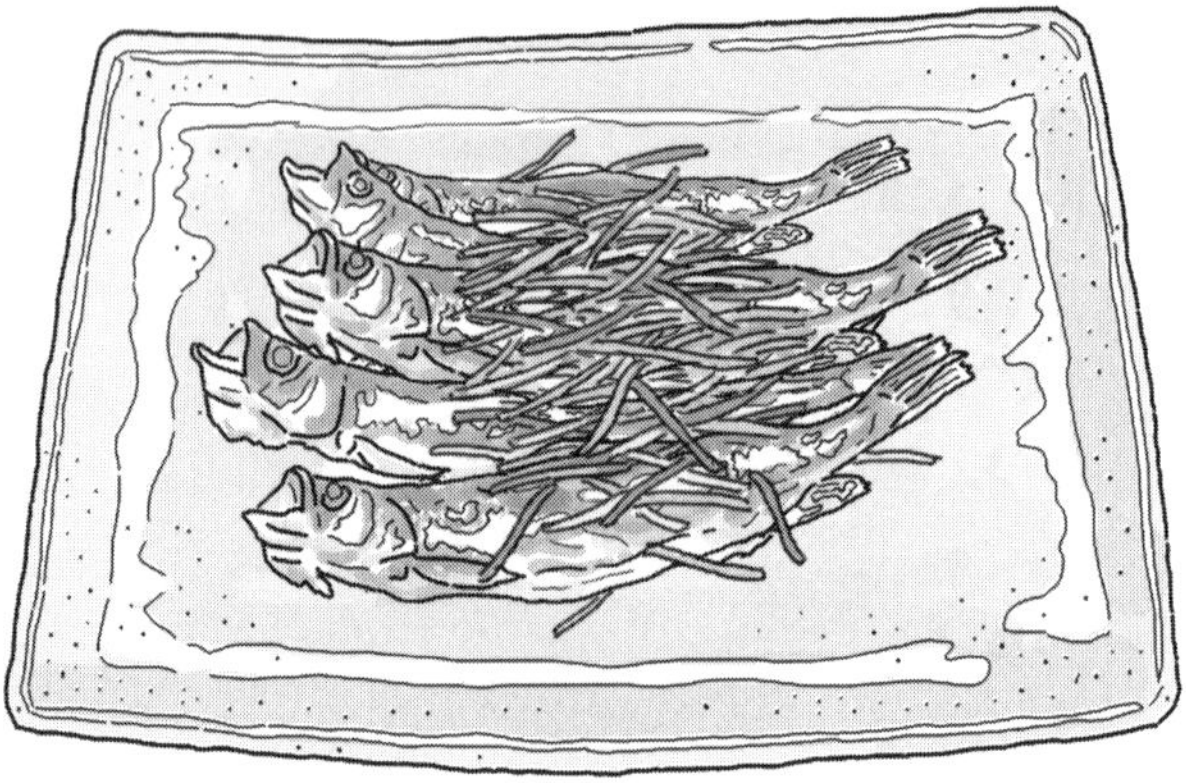

材料

ししゃも…10尾　／　にんじん…1/2本　／
ピーマン…２コ　／　玉ねぎ…1/2コ
《南蛮酢》
にごり酢または黒酢…大さじ４　／　醤油…小さじ１　／
砂糖…小さじ２　／　塩…ひとつまみ　／
唐辛子の輪切り…１本分

作り方

①南蛮酢の材料をバットに合わせる。
②にんじん、ピーマンは細切り、玉ねぎは薄切りにして、①の南蛮酢に入れて混ぜ合わせる。
③魚焼きグリルでししゃもを焼き、焼き立てを②に入れる。
④ししゃもと野菜を優しく合わせ、粗熱がとれたら冷蔵庫で冷やす。

おすすめレシピ

たこときゅうりとわかめの酢の物

いつもの三杯酢を、にごり酢、黒酢に変えるだけです。

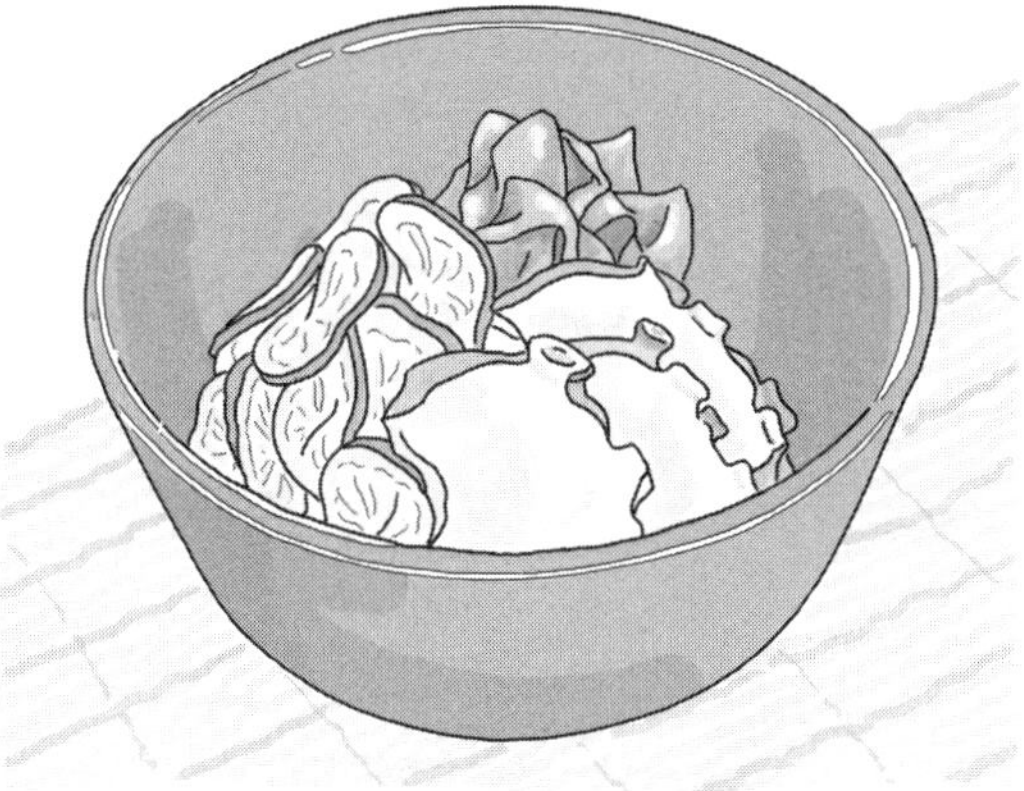

材料

たこ…適量　／　きゅうり…適量　／　わかめ…適量

《三杯酢》

にごり酢または黒酢…大さじ３　／　醤油…大さじ１　／

砂糖…大さじ１　／　だし汁または水…大さじ１

作り方

①三杯酢の材料を混ぜ合わせる。

②たこはそぎ切りにする。きゅうりは小口切りにし、軽く塩でもんで水気をしぼる。わかめは食べやすい大きさに切る。

③器に②を盛りつけ、①をかける。

いかとセロリの酢味噌和え

ゆでたえび、ほたるいか、わけぎ、カリフラワーなども和えてみてください。

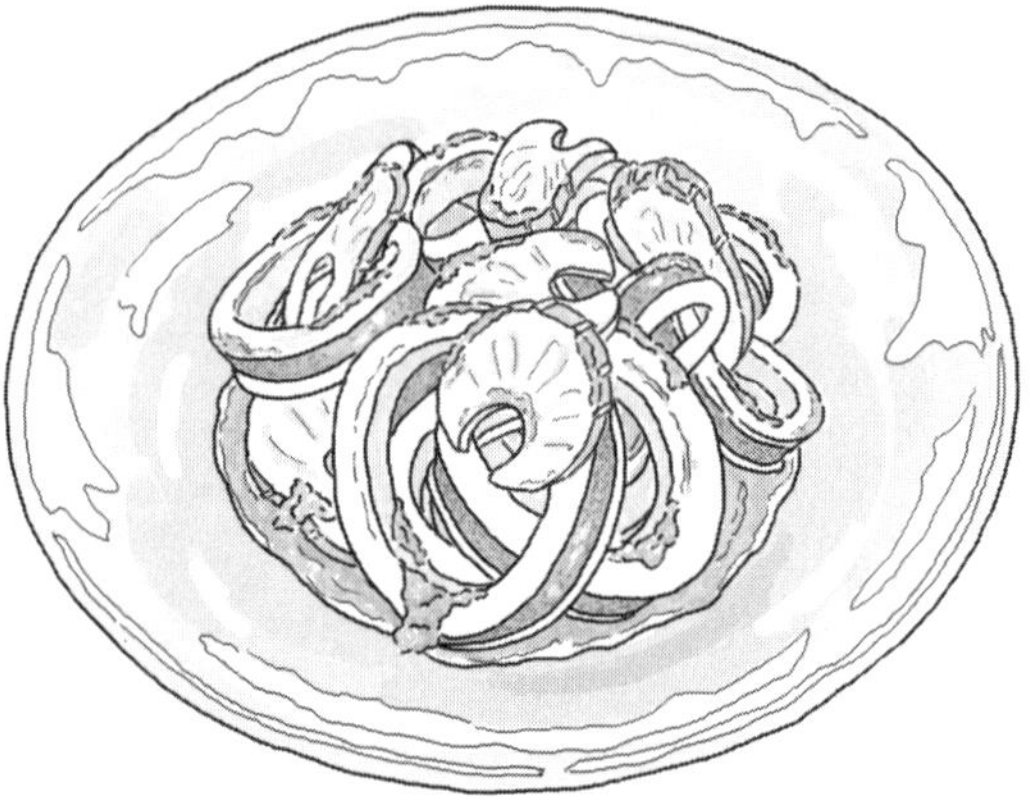

材料

いかの胴…１杯分　／　セロリ…1/2本
《酢味噌》
にごり酢または黒酢…大さじ２　／　味噌…大さじ２　／
砂糖…大さじ２

作り方

①酢味噌の材料を混ぜ合わせる。
②いかは輪切りにして、酒少々を加えた湯でゆでる。粗熱がとれたら、水気を切る。セロリは斜め薄切りにする。
③いかとセロリを合わせ、①の酢みそで和える。

おすすめレシピ

甘酒ビネガードリンク

にごり酢・黒酢に、甘酒の健康効果をプラス。
甘酒には悪玉コレステロールを減少させる成分が多く含まれています。

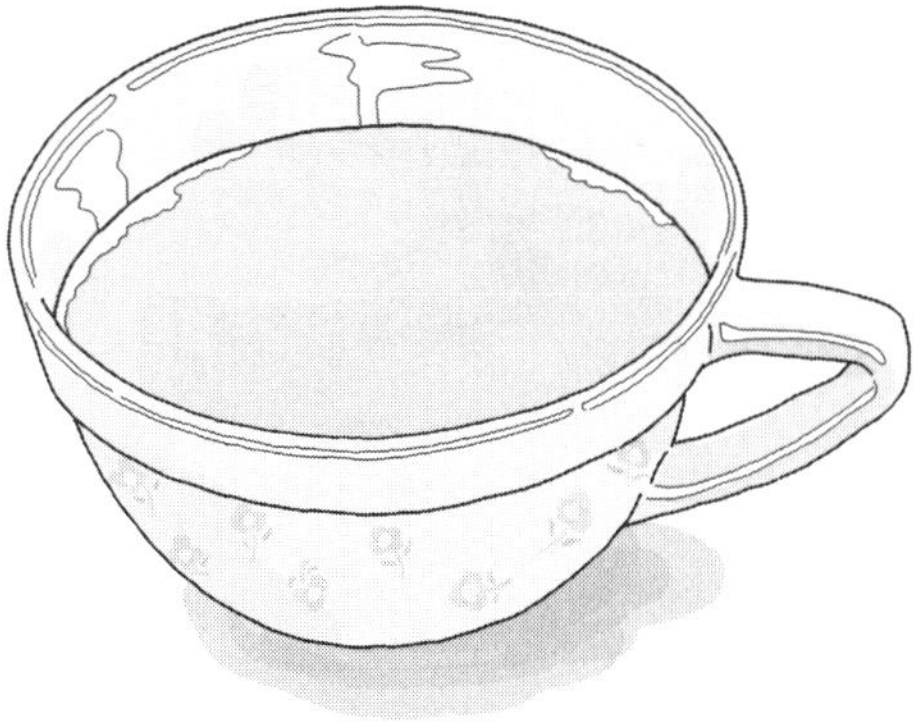

材料

にごり酢または黒酢…大さじ２　／　甘酒（市販）…150㎖

作り方

常温、冷やして、温めてと、好みの温度の甘酒に、にごり酢または黒酢を混ぜ合わせる。

にごり酢・黒酢をドレッシングに！

多めに作って、ビンに保存しておくと便利です。
使うときは、よくふってからかけましょう。

和風ドレッシング

材料

にごり酢または黒酢…大さじ２　／
サラダ油…大さじ４　／　醤油…小さじ２

作り方

①ボウルに、にごり酢または黒酢、醤油を合わせる。
②サラダ油を少しずつ入れながら、泡立て器でよく混ぜる。

フレンチドレッシング

材料

にごり酢または黒酢…大さじ２　／
サラダ油…大さじ４　／
フレンチマスタード…小さじ１　／
塩…小さじ1/2　／　こしょう…適量

作り方

①ボウルに、にごり酢または黒酢、フレンチマスタード、塩、こしょうを合わせ、よく混ぜる。
②塩が溶けたら、サラダ油を少しずつ入れながら、泡立て器でよく混ぜる。

イタリアンドレッシング

材料

にごり酢または黒酢…大さじ２　／
オリーブ油…大さじ４　／　塩…小さじ1/2　／
こしょう…適量　／　バジル（ドライ）…小さじ１

作り方

①ボウルに、にごり酢または黒酢、塩、こしょう、バジルを合わせ、よく混ぜる。
②塩が溶けたら、オリーブ油を少しずつ入れながら、泡立て器でよく混ぜる。

中華ドレッシング

材料

にごり酢または黒酢…大さじ２　／　ごま油…大さじ４　／
醤油…小さじ１　／　すりごま…小さじ１

作り方

①ボウルに、にごり酢または黒酢、醤油、すりごまを合わせる。
②ごま油を少しずつ入れながら、泡立て器でよく混ぜる。

にごり酢・黒酢を料理にプラス！

例えば、以下の料理を食べるときや、料理の仕上げに、
大さじ１を目安に加えてみてください。おいしいですよ。

- ラーメン
- 焼きそば
- 皿うどん
- 納豆
- しょうが焼き
- 肉野菜炒め
- キムチ炒め
- 春雨スープ
- 野菜の浅漬け
- 刺身
- なめろう
- エビチリ
- 麻婆豆腐
- 青菜のおひたし

＼そのほか
いろいろ
試してね／

お酢の「第二のパワー」も健康に欠かせない

高血圧改善、血糖値上昇の抑制、
内臓型肥満の防止、疲労回復、etc.
酢そのものが持つ健康効果も、
はるか昔からよく知られており、
最近の研究でも明らかになっています。

昔から知られていた「酢の第一のパワー」

酢は塩とともに、最も古い時代から調味料として使われてきました。さらに、日々の料理に使われるだけではなく、薬としての効能を持つことでも注目されてきた歴史があります。

江戸時代の書物で、庶民の食卓にのぼる日常的な食べものの効能について解説した「本朝食鑑《ほんちょうしょっかん》」には、酢は腫れものや腹のなかのできものなどの病気に薬効がある、という記述が見られます。

酢が持つさまざまな機能性について、20世紀末ごろには盛んに研究が行われるようになりました。これらの研究で多くの知見が得られ、酢が健康調味料であり健康飲料であるという認識は広く行きわたりました。

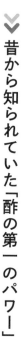

本書ではこれまで「酢の第二のパワー」として、酢づくりになくてはならない酢酸菌の効果を紹介してきました。

では、そもそも「酢の第一のパワー」とはどういったものなのか。疑問の方にはぜひ思い出していただきたく、すでに広く知られている酢の健康効果について解説していきます。特に断らないかぎり、「酢」とは醸造酢のことを指しますが、本書の主役であるにごり酢にも、もちろん「第一のパワー」は同じように備わっています。

酢酸をはじめ、多様な成分が含まれている酢

これまで知られていた酢の健康効果の多くは、共通した主成分である酢酸によるものであることがわかっています。

しかし、市販されている醸造酢は、実験で使われるような純粋な酢酸溶液とは違って、酢酸菌をはじめとする微生物の発酵成分が含まれています。このため、酢の効果はそれらの多様な成分がかかわり合った総合的な効果と考えるべきです。

酢酸は酢に4・5〜5％含まれています。この性質から、酢の酸味は酢酸の味と考えていいでしょう。ほかにはクエン酸、乳酸、グルコン酸などの酢類が含まれており、これらの総量は酢酸の10分の1ほどです。

リンゴ酢などの果実酢には、原料に由来するクエン酸が比較的多く含まれています

が、主成分はやはり酢酸です。

クエン酸は果実のなかに豊富に存在する酸なので、人類がはじめて味わった酸味は、柑橘類のクエン酸だったと想像されます。酸っぱい食品には梅干しやレモンなどがあり、それらの酸味もクエン酸によるものです。

さまざまな種類の酢だけではなく、発酵食品にも酸味を感じるものが多くあります。こうした酸味には乳酸がかかわっていることが多いものです。

身近な食品であるヨーグルトやキムチはもちろん、長野県木曽地方の赤カブを使った伝統的な発酵漬け物「すんき漬け」なども乳酸菌で発酵させているため、乳酸を主要な酸成分としています。

酢に含まれている酸の仲間では、ブドウ糖が酢酸菌によって酸化されてできるグルコン酸もあげられます。酢酸菌のなかには、ブドウ糖からグルコン酸をつくることが最も得意なものもいるのです。とはいえ、酢づくりに使われる酢酸菌は、やはりアルコールから酢酸をつくるタイプが中心です。

グルコン酸は米のでんぷんからもつくられる成分で、原料に玄米などを使う米酢や黒酢などに含まれています。グルコン酸の酸味は弱く、うま味として味の厚みに関係しています。

もっと重要なうま味成分では、穀物酢にアミノ酸がたっぷり含まれています。なかでも多いのは黒酢。玄米あるいは玄米に近い精白度の米を原料に使うため、ぬか部分のたんぱく質が発酵中に分解してアミノ酸になるからです。

酢のなかにアミノ酸が多く存在していると、コクが出て厚みのある味になります。また、黒酢やバルサミコ酢といった長期間熟成させる酢では、ブドウ糖などの糖類と結びつくアミノカルボニル反応（メイラード反応）が進み、液色が褐色から赤色に変わっていきます。

米や酒粕を使って発酵させると、果実を原料とする場合よりもアミノ酸がより豊富になるため、メイラード反応の進行が早く、液色が赤くなりやすいのが特徴です。江戸の代表的な酢である「赤酢」とよばれる米酢は、このメカニズムから赤く変色したものです。

黒酢の場合、赤酢よりもアミノ酸がもっと多く含まれているので、赤色を通りこして黒っぽくなります。ただし、黒酢も水で薄めてみれば、黒色というよりも、赤みがかった色であることがわかります。

1日大さじ1杯の「飲むお酢」で高血圧改善

酢と高血圧の関係については、黒酢でよく研究されています（84ページ参照）。黒酢に含まれている不揮発性物質から、血圧降下作用を示す成分を探す研究により、血圧上昇を促す「ACE」という酵素の働きを阻害するペプチドが発見されました。その後の研究によって、酢に含まれている酢酸にも、血圧上昇を抑制する作用があることがわかりました。

血圧のメカニズムを探ろうとする動物実験では、高血圧を発症しやすくなるように改良された「SHR」と呼ばれる特殊なラットがよく使われます。このSHRに、米酢と酢酸をそれぞれ混ぜたエサを与えたところ、どちらの場合も血圧が実験前よりも低くなりました。

血圧を下げる働きがあるのは酢酸なので、米酢にも酢酸そのものにも、血圧を抑制する効果があるわけです。酢酸はすべての酢の主成分ですから、どの種類の酢にも同じ健康効果を期待できます。

では、どれほどの酢を摂取すれば、その効果を得ることができるのでしょうか。さまざまな研究によると、意外に思えるほど少ない量を摂取するだけで、酢の血圧を下げる健康効果が見られます。

SHRを使った動物実験では、エサに米酢を1・6％分混ぜた場合に、血圧上昇を抑える効果が認められました。この分量を人間の食事に換算して考えてみましょう。1日に1150gの食事を摂取するケースで計算すると、効果を得るのに必要な量は18㎖ということになります。

動物実験ではなく、高血圧の人を対象とした試験でも、食酢が血圧上昇を抑制することが示されています。この試験では、最高血圧が140～180㎜Hgの軽い高血圧の人に、1日15㎖または30㎖のリンゴ酢を8週間毎日摂取してもらいました。

そうしておいて血圧を調べたところ、リンゴ酢を15㎖摂取した場合には6週目から、30㎖摂取した場合には4週目から血圧が低下。さらに8週目になると、15㎖摂取した場合は開始時よりも10㎜Hgも血圧が低下しました。

では、血圧がいったん下がったあとで、リンゴ酢の摂取を止めたらどうなるでしょうか。調べてみると、リンゴ酢の効果はてきめんだったようで、その翌週にはもう血圧が開始時に近い値に戻ってしまいました。

30㎖摂取のほうが効果は高かったのですが、15㎖の摂取でも統計学的に見て十分な血圧低下効果です。この結果から、高血圧のリスク低減のためには1日15㎖の摂取で効果があると判断されました。これはちょうど、調理で使われる「大さじ1」の量に相当します。

酢酸が血圧上昇を抑制する仕組みとして、ふたつのメカニズムが推定されています。ひとつは、ACEが関与して血圧を上昇させようとする働きを、酢酸が穏やかに抑えてくれること。もうひとつは、酢酸がつくり出す物質に血管拡張作用があり、血管が広がることによって、血圧上昇が抑えられるというものです。

こうした酢酸の血圧低下効果は、トクホの関与成分として認められ、多くの商品が開発されています。

血糖値の上昇をゆるやかにして、糖尿病を防ぐ

血糖値は空腹のときには下がっていますが、食後にぐっと上がることはよく知られています。血糖値が上昇すると、重要なホルモンであるインスリンが作用。血液中のブドウ糖が細胞に取り込まれてエネルギーとして利用されたり、余分なブドウ糖は脂肪細胞に蓄えられたりします。

血糖値が急上昇すると太りやすいというのは、このからだの仕組みによるものです。インスリンの働きが十分でないと、さらに大きなからだのトラブルを招きます。食後の急激な血糖値の上昇に対応できなくなり、血糖値が慢性的に高い状態、すなわち糖尿病になってしまうのです。

高血糖を抑えたいのなら、酢を上手に利用することがおすすめ。糖分を含む食品を食べるときは、酢といっしょに摂取すると、食後の血糖値上昇をゆるやかにすることができます。

ラットを使った動物実験で、でんぷん食に酢を加えて食べさせたところ、血糖値は

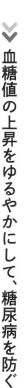

ゆるやかに上昇しました。同時に、血糖値を下げる働きをするインスリンも、ゆっくり分泌されるようになりました。

人間を対象にして、血糖値と酢の関連を調べる試験も、国内外で数多く実施されています。そうした研究によって、血糖値とインスリンの上昇を抑える有効成分は、酢の主成分である酢酸であることがわかりました。

酢酸がこれらの上昇を抑える仕組みについても、盛んに研究されてきました。理由のひとつとして、酢酸の酸が小腸を刺激し、食べたものが胃のなかで長くとどまることではないかと推定されています。

このメカニズムから、酢を摂取する時間が大切ということになります。飲酢によって効果を得ようとして、食事の3時間ほども前に摂取した場合、食べたときには酢酸の小腸に対する刺激が収まっているので、食後の血糖値上昇に影響は見られません。あくまでも、酢を糖分と一緒に摂ることで、食後の血糖値上昇をゆるやかに抑えることが可能なのです。

また酢酸には、小腸内で糖を分解する酵素の働きを阻害する作用もあります。このため糖分がなかなか分解されず、吸収されにくくなることも、血糖値の上昇が抑えられる理由です。

高血糖のラットやマウスを使った実験では、酢酸を加えたエサを毎日与えたところ、空腹時の血糖値や糖尿病に関係する数値が低下。さらに、体重の増加やインスリン分泌についても、酢酸なしで飼育したときよりもゆるやかになりました。

糖の分解に関連する効果は、酢酸によって肝臓の「ＡＭＰＫ」という酵素が活性化されることによります。この酵素の働きによって、肝臓で糖質以外からブドウ糖をつくる「糖新生」という作用が抑えられ、空腹時の血糖値が低下するわけです。ＡＭＰＫは脂肪酸の代謝やブドウ糖の利用にもかかわる酵素で、活性化することは運動に似た効果があるといわれています。

メタボにつながる「内臓脂肪型肥満」にも効果大

最近、だんだん太ってて、腹まわりが大きくなってきた……と、体重計に乗るたびに、おなかをさすってため息をつく人は多いのではないでしょうか。そういった人こそ、酢の摂取を心がけたいものです。

酢を摂取すると内臓脂肪が減り、体重や腹囲、ＢＭＩ（肥満度を示す体格指数）も下がることがわかっています。

そもそも肥満とは何かといえば、脂肪組織に脂肪がやや多めに蓄積している状態。肥満の度合いを表すのに用いられる指標がＢＭＩで、体重（kg）を身長（m）の二乗で割った数値です。

世界基準ではＢＭＩが30から肥満ですが、日本の基準では25以上で肥満の状態とされます。ただ、ＢＭＩ値が低過ぎるのもまた不健康ではあります。

内臓脂肪というのは、皮下脂肪とは違うタイプの脂肪です。皮下脂肪は全身の皮下組織について、体型をふくよかにする脂肪のこと。これに対して文字通り、内臓のまわりにつく脂肪のことを内臓脂肪といいます。

内臓脂肪が増えるタイプの肥満を「内臓脂肪型肥満」といい、「メタボリックシンドローム」になってしまうリスクが高まります。

日本のメタボリックシンドロームの診断基準では、腹まわりが男性で85㎝以上、女性で90㎝以上あり、加えて高血圧、高血糖、脂質異常症のうちのふたつ以上が当てはまる状態のことをいいます。

内臓脂肪型肥満は、メタボリックシンドロームの〝上流〟に位置する重要ポイント。生活習慣という環境要因と遺伝的な要因が重なって内臓脂肪型肥満が進行し、その先にメタボリックシンドロームがあるわけです。

この健康に良くない状態は、酢の摂取によって防ぐことが期待できます。

酢の摂取で内臓脂肪が減り、ダイエットも成功

脂肪は悪者にされがちですが、からだにエネルギーを蓄えて、飢餓に備えるための大切な組織です。しかも、脂肪の役割はそれだけではありません。

脂肪細胞からなる脂肪組織は、体調を整えるホルモンやサイトカインなど、さまざまな有効物質を分泌することがわかってきました。特に内臓脂肪は、皮下脂肪よりもそうした役割を担っています。

しかし、内臓脂肪型肥満になると、この重要な作用がうまく働かなくなります。問

題となるのは、脂肪細胞の大きさ。正常な状態では小粒なのですが、脂肪が蓄積していくと、だんだん太って大粒になります。大きくふくらんだ状態になると、からだに有効な物質をあまり分泌しなくなってしまうのです。

その一方、大きくなった脂肪細胞は、血栓を溶かす働きを阻害する、あるいはインスリンの働きを弱める、血圧上昇に関与するといった、からだに良くない物質のほうをより多く分泌するようになります。こうした結果、さまざまなからだの異常を引き起こしてしまうのです。

メタボリックシンドローム予防のポイントはこの点にあります。特に内臓脂肪が蓄積するのを抑えて、脂肪細胞の肥大化を防ぐことがとても大切なのです。

そこで、酢の出番。脂肪細胞を正常な大きさに保つには、酢酸の摂取が有効であることがわかってきました。マウスを使った動物実験の結果、酢酸には体重の増加や脂肪肝を抑える効果があることが明らかになったのです。

実験では、脂肪分の多いエサに酢酸を加えてマウスに与え、6週間の体重変化を調べてみました。

すると、エサの摂取量に違いはないのに、酢酸入りのエサを食べたマウスは体重増加が抑えられていたのです。血清と肝臓の脂質量も、酢酸入りのエサで飼育されたマウスのほうが少ないという結果になりました。

さらに、マウスの肝臓の脂質代謝にかかわる遺伝子を調べたところ、酢酸入りのエサを食べたマウスでは、脂肪酸の燃焼、肝臓や筋肉の脂肪燃焼促進、中性脂肪の蓄積抑制にかかわる遺伝子の働きが高まっていることがわかりました。つまり、脂肪がたまりにくいからだになっていたのです。

人間で行われた試験でも、酢を摂取することによって、同じような効果が見られました。BMIが平均27程度の肥満者175人を対象にした試験で、1日あたり酢を15㎖または30㎖含む飲料を12週間にわたり、毎日朝夕の2回摂取してもらいました。

その結果、酢を摂取することにより、体重は3か月で約2kg減少。さらに、内臓脂肪面積やウエストサイズ、BMI、血清と肝臓の中性脂肪の値についても、試験開始時よりも低くなっていました。

この試験はBMIが25から30の間にある人を対象として行ったもの。それで効果が見られたので、肥満ではない人の場合はメタボリックシンドロームの予防に効果が上がると考えられます。摂取する酢の量は、１日に大さじ１杯分の15㎖で効果が十分期待できるでしょう。

「疲れたときには酢っぱい料理」は根拠あり

日中、からだをよく動かして疲れたときには、夕食で酢を使った料理を食べたくなる、という人は多いのではないでしょうか。じつは、この欲求はとても自然なからだのメカニズムなのです。

疲労と深く関係している物質に、グリコーゲンがあります。肝臓や筋肉で合成され、エネルギー源として蓄えられている糖の一種で、体力を使うときに消費され、疲労の原因のひとつになると考えられています。

このグリコーゲンを補給するように働くのが、酢に含まれている酢酸です。このため、米酢や穀物酢などの種類を問わず、酢を糖分といっしょに摂取すると、ブドウ糖から効率良くグリコーゲンが合成され、疲労を回復する効果が期待できます。

カルシウム吸収率をアップして、骨粗鬆症を予防

骨の主成分はカルシウム。日ごろの食事で不足すると、特に女性は閉経後、女性ホルモンの分泌が変わることによって、骨がスカスカになる骨粗鬆症《こつそしょうしょう》になる恐れが高まってしまいます。

日本人の食事摂取基準（２０２０年版）によると、カルシウムの摂取基準は年代によって異なりますが、１日あたり６５０～８００㎎が推奨されています。不足しないように、小魚や牛乳といった食品をよく食べることが大切です。

ただ、カルシウムは体内に吸収されにくい栄養素で、吸収率が最も高い牛乳でも、食べた分の40％しか利用することができません。

このカルシウムの弱点をカバーしてくれるのが酢。食事で酢をいっしょに摂ると、カルシウムの吸収率が上がることが明らかになったのです。

酢のカルシウム吸収促進効果については、閉経後の女性のモデルとされる、卵巣を摘出したラットを使った動物実験で確認されました。

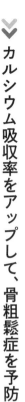

実験ではカルシウムを含むエサに、低濃度と高濃度の穀物酢を加えて1か月ほど飼育。カルシウムの摂取量と排泄量の差を調べ、吸収率を計算しました。

その結果、カルシウム吸収率がより高かったのは、高濃度の穀物酢を加えたほうのラットでした。また、同じ実験を穀物酢の代わりに酢酸溶液を使って行ったところ、卵巣摘出の影響で低下するはずの骨のミネラル量や骨密度が抑えられることがわかりました。

酢の摂取が骨のミネラル量や骨密度の低下を防ぐメカニズムとしては、複数の要因が考えられます。酢酸が小腸でのカルシウムの取り込みを促進すること、酢酸が骨の形成を促進すること、そして腸管内で吸収されやすいようにカルシウムを溶けやすくすることです。

三つめの働きについては、酢酸が持っているカルシウムを溶かす作用が関係しています。その作用を実感できるものとして、子どもの自由研究などに利用できる、簡単な実験を紹介しましょう。卵を殻ごとコップなどに入れて酢を注ぎ、冷蔵庫で2～3日保存。こうしておくだけで、カルシウムが主成分の殻がすっかり溶けて、薄い膜に包まれた半透明の卵ができあがるのです。

この働きを利用して、カルシウムを含む食品を調理するときには、酢を使ってみましょう。骨つきの肉や魚を煮るときに酢を加えたり、シジミの味噌汁に酢を少量加えたりすると、カルシウムが溶け出て吸収が良くなります。

豆腐や小松菜など、カルシウムの多い食品を具にした味噌汁も、少量の酢を加えるだけで吸収率がアップするので試してみませんか。

食欲がないときは、酸っぱい料理で脳を刺激

食欲があまりないときでも、なぜだか、酸っぱいものはのどを通りそうな気がします。一例をあげると、夏バテをしていても、酢醤油ベースの冷やし中華なら食べられそうではないですか。

実際、酢には食欲を増進してくれる効果があります。酸っぱい匂いをかいだり、酸味を舌で味わったりすると、唾液が盛んに分泌。その働きによって、食欲を増進するシグナルが発生して脳に伝わり、食欲が湧くという仕組みです。

酢は唾液の分泌を促して、食べものの消化吸収を助ける働きも持っています。さらに、腸のぜんどう運動を活発にし、便の排出を促して、腸内に老廃物が長時間滞留しないようにします。

夏バテしているときは、冷たい飲料の飲み過ぎで、胃腸が弱っていることが多いものです。この意味からも、夏に酸っぱい料理を食べることは理に叶っています。

強い殺菌効果で日持ちを伸ばし、食中毒を予防

酢には高い保存効果があることがよく知られています。これは抗菌力の強い酢酸が4～5％も含まれているからです。

酢酸のほかにクエン酸、乳酸などの「有機酸」と呼ばれる仲間には抗菌作用がありますす。抗菌作用のメカニズムを簡単にいうと、pHを下げて酸性の環境に変えて、菌が生育しにくくすることです。

さらに、有機酸にはpHを下げるだけではなく、菌の細胞内に入り込んで活動を弱める働きも持っています。この効果は有機酸の種類によって違っており、最も強力なの

がじつは酢酸です。

酢酸は強い抗菌力を持つ物質であるため、日持ち向上剤として、惣菜などの食品添加物に利用されています。

酢を使って調理することは、酸味づけのためだけでなく、保存性を良くする効果もあるといえます。これは経験的によく知られていて、日本ではすし飯や酢の物、海外ではピクルスに代表されるように、酢は世界中で多くの伝統食品に利用されてきました。

「抗菌」という言葉には、「殺菌」「静菌」の両方の意味が含まれています。殺菌は文字通り菌を殺すこと。これに対して、静菌とは菌の増殖を抑えて、ゆっくり増殖させたり、まったく増殖させなかったりする働きです。

酢には静菌作用だけではなく、より強力な殺菌作用もあることがわかっています。酢の種類によって殺菌力には多少差があり、酢酸以外の成分が少ないほどpHが低下し、殺菌力も強くなっていきます。

pHがいちばん低く、最も強い殺菌力を持っているのは、芋や糖蜜からつくられるアルコールを原料とする酒精酢。マヨネーズやソースなどの製造に使われるもので、家庭用としては流通していない加工用の酢です。

腸管出血性大腸菌O157に対する殺菌力を調べた実験では、酢酸濃度を2・5%に薄めた酒精酢を使うと、30℃の環境下ではおよそ2時間で99・9%の殺菌効果が見られました。

この酒精酢にやや劣りはしますが、一般的な米酢や穀物酢でも抗菌効果は十分得られます。特に食中毒が気になるシーズンには、意識して使うのがいいでしょう。

日本の酢と世界の酢の知られざる話

酢は紀元前5000年も前から、
人間が利用してきた身近な調味料。
以来、長い歴史のなかで
地域独自の発展をしてきた
酢の知られざる話を紹介します。

7000年前から酢を利用してきた人類

人類が最初に使った酸味料は、柑橘類などの果実の汁だったと考えられています。酢については、樹液が木のうろなどにたまり、自然の酵母が発酵させてアルコールができ、さらに酢酸菌の働きで酢になることがあったかもしれません。

人類が酢をつくっていた最も古い形跡は、紀元前5000年ごろのバビロニア（現在のイラク南部）だといわれています。バビロニアでは当時、デーツ（ナツメヤシの実）や干しブドウで酒やビールをつくっていたようです。それらの酒から自然発生的に酢が生まれたのが、酢づくりのはじまりと考えられます。

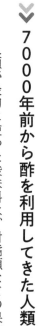

酢の薬効は古くから知られていました。古代ギリシャでは、酢は熱を下げたり消化を助けたりするのに良い飲みものとされ、医者は呼吸器病や皮膚病の治療に酢を使っていました。

古代ギリシャの劇中には、拷問で鼻の穴に酢を流し入れるシーンがあったと記録されています。相当な苦痛を与えるでしょうが、実際にそのようなことが行われていたわけではないようです。

古代から中世の時代、酢は薬としても利用

紀元前219年に行われたカルタゴ軍のローマ侵攻のなかで、酢にまつわる興味深い逸話が残っています。

カルタゴ軍はローマを目指している途中、アルプスの渓谷と岩壁にさえぎられて先に進めなくなってしまいました。

このとき、司令官のハンニバルは岩のまわりに木材を集めて火を焚いたうえで、酢をかけて岩を腐食させ、粉々に砕いて突き進んだそうです。ハンニバルは酢の化学的性質を熟知していたのでしょう。

古代ローマ時代、美食家のアピキウスによってまとめられたとされる料理本『料理帖』には、150種類以上の酢を使ったレシピがあるといわれています。酢がローマの人々の生活のなかで、広く親しまれていたことがうかがえます。

酢はまた、古くから薬としての使われ方をされてきました。古代ローマでは、酢を

水で薄めた「ポスカ」というものを飲んでいた記録があります。これは酢の消毒効果を利用したものです。他国でのどの渇きをいやす際に、水だけを飲むよりも安全であるため、旅人に愛飲されていました。

エジプトの女王クレオパトラは、「1回の食事で100万シスタセスの財産を使い切る」といって、真珠を酢のなかに入れて溶かして飲んで見せたといいます。酢にはカルシウムを溶かす作用があり、真珠も溶かせることが知られていたわけです。

酢の消毒作用は広く知れわたっていました。14世紀ごろのフランスでペストが流行していたとき、多くの死者が出ていたにもかかわらず、ある4人の盗賊たちが平気で盗みを働き荒らしまわっていました。

彼らは感染予防のため、酢にハーブやスパイスを浸した特製の消毒薬を愛用していたといわれてます。

盗賊たちがつくった消毒薬は、2ガロンの酢にクローブ、セージ、ミント、ローズマリー、ヘンルーダ、ピメント、キャラウェイ、ナツメグなどをそれぞれ1オンス浸し、さらに2分の1オンスの樟脳《しょうのう》を加えたものだったといいます。

毎日これで口をすすぎ、外出のときは必ず鼻から匂いを吸い込んでから出かけ、ペスト流行のさなかに街なかを動き回っていたのだとか。酢の抗菌作用が十分認識されていたからこその行動でしょう。

このときの消毒剤は「四泥棒の酢」と呼ばれており、今日でもフランスでつくられています。まだ抗生物質がなかった時代に、酢は最も効果的な殺菌剤のひとつだったのです。

古代ギリシャの酢の利用法「オキシメル」とは？

古代ギリシャの医者で、「医学の父」と称されるヒポクラテス（紀元前460年ごろの生まれ）も酢の薬効に注目していて、一般的なかぜやせきなど、ほとんどの疾患に対する主な治療薬として酢を処方していました。

その際、特に推奨していたのが、はちみつと酢を混ぜた酢蜜「オキシメル（ギリシャ語でオクシュメリ）」という飲みもの。ギリシャ語で酢を意味する「オクソス」と、はちみつを意味する「メリ」をあわせた言葉です。

ヒポクラテスは、このオキシメルをさまざまな症状の患者に飲ませていました。例えば、「元気になって健康を回復したように思えても、労役か歩行が原因で発熱して四日熱に陥った場合は、蒸気浴を施し、ニンニクをはちみつに浸して与える。ついでレンズ豆の煎じ汁とはちみつと酢を混ぜて飲ませる。そして満腹になったら嘔吐させる」という具合です。

また、胸膜炎の治療では「飲みものとしてはオキシメルか、酢と水を混ぜたものを用いるのが良い」と述べています。

オキシメルのつくり方も記録に残されており、「はちみつを煮沸し、その適量のはちみつにそれと等量の酢を注ぎ、ついで、それらの煮たはちみつ及び酢にその19倍の水を注ぐ」。つまり、同じ量のはちみつと酢を混ぜ、これを水で20倍に薄めて飲ませていたようです。

はちみつを煮沸するのは、「香りが弱いとか色が黒いなどの質の悪いはちみつも、煮てしまえば悪い点がかなり除かれ、生のものより効果が劣るわけではない」という理由だったとのこと。場合によっては、水を足したり酢を足したりして、好みの味に調整していたようです。

オキシメルは夏には冷やして、冬は温めて飲ませていました。酢はおそらく白ワインビネガーを使っていたと思われます。実際につくって飲んでみると、意外なほど爽やかでおいしいものです。

ヒポクラテスはオキシメルを治療のために用いていますが、飲酢のひとつの方法として、食事のときの水代わりに飲むこともできそうです。これをコップ1杯（200㎖）飲めば、酢を5㎖、はちみつを5㎖摂取することになります。1日3回飲めば、推奨されている1日大さじ1杯分の飲酢に相当します。

最初につくられた酢の材料は果実酒

西洋ではフランスにブドウからつくられるワインビネガー、イタリアにも同じくブドウを原料とするバルサミコ酢、イギリスでは麦からつくられるモルトビネガー、アメリカにはリンゴを発酵させるアップルビネガーがあります。

東洋でも中国では高粱《こうりゃん》やもち米、雑穀からつくられる黒酢（香醋《こうず》）、フィリピンではさとうきびを原料とするさとうきび酢が発達しました。そして、日本では米からつくられる米酢や黒酢が利用されています。

こうした酢をつくるには、酢酸発酵させるためのアルコールが必要です。自然現象として、果実から染み出た糖汁に酵母が棲みつき、アルコール発酵を起こすことは有史以前からあったでしょう。この現象を利用して、自然発生的に果実酒がつくられるようになったと考えられます。

世界最古のワイン生産地はペルシアだとされています。ペルシアとは現在のイランと周辺地域。その北部の山脈から、紀元前６０００年ごろと思われる多くの壺が出土しています。

そうした壺の破片で化学試験を行ったところ、ブドウに含まれている特徴的な物質である酒石酸《しゅせきさん》カルシウムが検出されました。これらの壺はブドウ酒やブドウ酢をつくったり、保存したりするためのものだったと考えられます。

ブドウ酒の歴史とブドウ酢の歴史は、ほぼ同じだという説が主流です。古代ローマのアピキウスによる『料理帖』には、普通のブドウ酒だけでなく、酸っぱいブドウ酒についても記載されています。

この酸っぱいブドウ酒は、発酵が進んで酸っぱくなったのではないかと考えられます。『新約聖書』のなかで、イエスの十字架上の臨終場面で登場するのも、こうした酸っぱいブドウ酒です。

人々がこのブドウ酒を含ませた海綿をイエスの口元に差し出すと、イエスはそれを口に含み、「成し遂げられた」と言い、頭を垂れて息を引き取ったと記されています。これがイエスが最期に味わった味でした。

世界各地で独自の酒文化に根差した酢が

時代が進んで近代になると、酢は酒の製造から独立してつくられるようになります。フランスのワイン産地ではワインビネガーづくりが発達し、17世紀にはその産地としても栄えました。

イタリアもワインの産地ですが、ここではワインビネガーとともにバルサミコ酢が生まれました。

モデナとエッジオ・エミリア地方が産地であり、これらの地では伝統的な製法によるバルサミコ酢が受け継がれています。いまでも伝統的なバルサミコ酢は、最低でも12年間熟成させてつくられます。

またイギリスでは同じころ、ビールからモルトビネガーが生まれて、ビネガー製造業が発展し、やがて大企業に成長する醸造所もありました。

アメリカ大陸では、ヨーロッパからの大陸進出の初期、入植者がリンゴの果汁から酢をつくる方法を考案したといわれています。こうして生まれたアップルビネガーは、現在でも米国の一般的な酢として好まれています。

このように、酢は古くからさまざまな地域で利用されてきました。ただし、アルコールから酢ができるメカニズムが明らかになるのは、それよりも大分先の時代になってからのことです。

フランスが生んだ高名な化学者・細菌学者、ルイ・パスツールがワインビネガーの製造に必要な因子として酢酸菌を発見し、発表したのは１８６４年。これで酢のできる仕組みがわかり、酢酸菌を利用した酢製造の技術が格段に進歩し、現代の方法に通じる手法が確立されました。

人類は世界最古の発酵調味料に存在する酢酸菌とともに、長い年月、生活を営んできました。ここから考えると、じつは酢酸菌は最も人類とのつき合いが長く、最も身近な微生物だといえます。

酢は塩と並んで、最も古くからある調味料

酢を利用してきた人類の歴史は7000年にも及ぶとされています。これに対して、酢が日本で利用されるようになったのは、1500年くらい前のようです。

日本に酢が伝わったのは4～5世紀ごろで、応神天皇の時代に中国から酒をつくる技術が伝わった時期とほぼ同じだっただろうと考えられています。

酢がはじめてつくられるようになった地は、和泉の国（現在の大阪府南部）です。和泉はそれ以降、代表的な酢の産地として発展し、ここでつくられる酢は「いずみ酢」と呼ばれるようになりました。

日本での最古の酢にかかわる記述は万葉集の歌に見られ、同じ時代には、酒といっ

しょに酢をつくっていたことも記録されています。奈良時代には、腐って酸っぱくなった酒を酢に変えて用いていました。当時、中国では酢のことを「苦酒」、日本では「から酒」と呼び、薬のような扱われ方もされる調味料でした。

平安時代の貴族の食事では、「四種器《しすき》」と呼ばれる4つの小皿がお膳に並べられたと記録に残っています。それぞれの小皿には塩、酢、酒、醤《ひしお》（液体味噌のようなもの）が入っており、料理にこれら4種類の調味料をつけて食べていました。

こうした食事をした理由として、食材が新鮮ではない時代、調味料で消毒する意味があったのではないか、という説もあります。

ただ、四種器が並べられたのは主賓の前だけで、それ以外の人たちが使う調味料は塩と酢だけだったようです。酒と醤は一般的なものではなく、日本人の最低限の味つけは塩味と酸味のふたつだったといえるでしょう。

調味料はもともと、料理に直接つけて食べる使い方をされていました。現在のように、調味料を食材に混ぜて調理する技術が生まれたのは、醤油が生まれた室町時代から安土桃山時代のころといわれています。

鎌倉や室町時代になると、酢を調味料として使う料理が増えてきました。その代表的な酢料理が「なます」で、細く切った生魚などに酢で味をつけるシンプルなもので伝統的な料理です。

室町時代には「さしみ」も現れます。しかし、まだ醬油で食べるのではなく、なますのように酢をつけて食べられていました。酢はほかに、香辛料や味噌を加えた合わせ酢としても利用されたことが記録されています。

江戸時代前期のころまで、酢は味噌とともに多くの料理に使われていたようです。その裏づけとして、江戸時代の書物には、非常に多くの合わせ酢や酢味噌が登場します。酢は万能の調味料として、庶民に広く認識されていたわけです。

しかし、江戸時代後期になると、関東地方では醬油が普及するようになり、しだいに酢に取って代わるようになりました。

このころ、江戸の人々の嗜好が変わり、それまでの上方風の薄い味つけから、濃い味つけに変化していったことも、関東で酢の利用が減っていくことと関係があると思われます。

こうした江戸時代までに使われてきた酢は、十分ろ過されていないもので、いまでいうにごり酢だったのでしょう。人々は酢の味わいとともに、にごり酢がどのような薬効を持つのか知らないまま、利用してきたことになります。

黒酢が受け継ぐ、日本古来の酢のつくり方

ヨーロッパでは古くから、ワインをもとにワインビネガーをつくるというように、酒を原料とする酢づくりが確立されていました。これに対して、日本に中国より酢が伝わったころの記録では、酢は酒からつくるものではなく、米から直接製造されていたことがうかがえます。

ただ、当時の記録を見ると、腐って酸っぱくなった酒（敗酒）も利用していたことがわかっています。酒屋で酒づくりに失敗した酒が出ると、酢づくりをする業者がそれを引き取って原料にしていたのです。

平安時代中期に書かれた重要な書物『延喜式《えんぎしき》』には、酢の製造法についてくわしい記述が見られます。その製法は、日本酒のつくり方とよく似てはいますが、少し違い

がありました。

どこが異なっているのか、まず一般的な日本酒のつくり方について、順を追って紹介しましょう。

用意するものは、麹菌を生やした米麹と蒸米です。まず蒸米の一部に米麹の一部と水を加えて、ブドウ糖をアルコールに変える酵母を植えつけ、日本酒づくりの土台となる「酒母」というものをつくります。

これに残りの米麹と蒸米を加えて発酵させ、発酵具合を見ながら、蒸米をさらに加えていきます。

日本酒づくりの特徴は、原料に対して水の量が少ないことです。ビールやウイスキーの場合、麦芽に対して4・5〜5倍の量の水を加えますが、日本酒では1・2倍の量の水しか使いません。これは世界でも珍しいつくり方で、非常に濃度の高い酒をつくることができます。

日本酒づくりのもうひとつの特徴は、発酵原料である蒸米を通常3回にわけて加えることです。

この理由は、一度に加えると糖の濃度が急激に高くなって、酵母によるアルコール発酵が止まってしまうからです。

麹の働きで米が溶けていく様子と、酵母によって発酵していく具合をよく観察し、タイミング良く蒸米を追加していきます。この特徴的なつくり方によって、日本酒の前段階である「もろみ」のアルコール濃度は、世界に類を見ない20％以上もの高濃度になります。

こうしてできた日本酒を利用してつくるのが米酢です。現在の米酢づくりでは日本酒をもろみから分け、別の桶やタンクに移して、酢酸菌を利用した新たな発酵を行います。つまり、米酢づくりの前半は日本酒づくりなのです。

けれども興味深いことに、『延喜式』では日本酒づくりと酢づくりが別々に記載されています。

酢づくりの説明を見ると、原料の米に対して水を加える量は、日本酒づくりのように極端に少なくはありません。当時、酢づくりは酒づくりとは別に行われていたことがわかります。

日本古来の米酢づくりでは、はじめから酒ではなく、酢をつくろうとして仕込んでいたのです。鹿児島県の福山町では、いまも江戸時代からの酢づくりが引き継がれています。それが福山の黒酢です。

これは『延喜式』に記載されている方法と比べると、仕込みや配合は大きく変わっています。古来からだいたい同じ方法で行われてきた日本の米酢づくりが、しだいに洗練されていって、江戸時代後期に福山の黒酢が誕生したのでしょう。

乳酸発酵の「馴れずし」から、酢酸発酵の「早ずし」へ

酢を使った代表的な日本料理で、近年、海外にも広がったすしについて触れておきましょう。すしの原型をたどると、奈良時代以前に登場した生魚の保存食「馴れずし」にさかのぼります。

馴れずしは乳酸発酵を利用してつくる食品です。フナを使う場合は、内臓を取り除いてから塩漬けにし、3か月ほど置いておきます。その後、流水でしっかり塩抜きをし、腹のなかに米のめしを詰め込んでから、桶にフナと米飯を交互に重ねて漬け込み、

重石をして発酵が進むのを待ちます。

この状態で半年から1年ほどたつと、めしは乳酸発酵しておかゆのような状態に変わり、独特の匂いを発するようになります。これがいまに伝わる馴れずしの代表である「鮒《ふな》ずし」です。

鮒ずしは滋賀県の伝統的な発酵食品として受け継がれており、現存する馴れずしのなかで、最も古い形態を残しているといわれています。

馴れずしでは乳酸発酵が行われ、酸性の環境になることから、魚の保存性が高まるのが大きな特徴です。ただし、魚に詰めるめしは発酵の材料となるもので、これを食べることはありません。

馴れずしの発祥から時代がくだり、室町時代になると、「生なれ」というすしが現れます。これは発酵期間を5～10日間と短くしたもので、乳酸発酵はしていますが、強い臭気はなく、魚に生の食感が残っています。この生なれがつくられるようになってから、魚に詰めるめしもいっしょに食べるようになりました。

その後、江戸時代になると、生なれに酢を加えることによって、食べごろを早める手法が取られるようになります。

それまでの米のめしを乳酸発酵させていたすしとは異なり、酢を混ぜて保存性を持たせた「早ずし」の登場です。つまり、乳酸発酵でつくられていたすしが、酢酸発酵のすしに変わったことになります。

江戸時代後期の文政年間には、まったく発酵させることなく、酢めしと生魚を合わせて握るだけの「握りずし」が考案され、現在のすしが完成しました。

この握りずしが、いわゆる「江戸前寿司」。考案したのは華屋與兵衛《はなやよへえ》という人物で、江戸前の海で獲れる新鮮な魚介類を早く食べさせようと、当時開発された粕酢を使った早ずしを考え出しました。

粕酢とは酒粕からつくられる酢のこと。愛知県半田市で1804年、ミツカングループの初代となる中埜又左衛門《なかのまたざえもん》により開発されました。日本酒をつくる際に大量にできる酒粕をリサイクルできないものかと思いついたものです。

江戸で生まれた握りずしは、安価に生産できる粕酢を用いることにより、一気に江戸の文化として定着していきました。

酢はつくり方も個性もさまざま

日本でも古くから使われてきた酢。現在、どういったものが販売され、利用できるのか、くわしく見ていきましょう。

酢の種類は「醸造酢」と「合成酢」の2タイプに大きく分けられます。現在、日本で作られている酢の99％は醸造酢です。

醸造酢とは酢酸発酵させてつくる一般的な酢のことで、穀物酢と果実酢に大別されます。本書の主役であるにごり酢も、もちろん醸造酢の仲間に含まれ、酢酸発酵した酢酸菌がそのまま残されています。

一方、合成酢は酢酸溶液を水で薄めたもの。ただし、これだけでは酢の風味があまり感じられないので、酸味料や糖類、うま味調味料などを添加し、酢のような味わいをつけています。

〔穀物酢〕くせのない爽やかな香り

日本農林規格では、醸造酢のなかでも米や小麦、大麦、酒粕、コーンなどの穀類を原料とし、その使用総量が製品1ℓにつき40g以上のものを、まとめて穀物酢といいます。この分類上、米酢や黒酢は穀物酢の一種ということになります。

一般的に「穀物酢」として売られている商品は、米酢と比べて、くせのないさっぱりした味になっているのが特徴です。

〔米酢〕アミノ酸が豊富で深い香り

製品1ℓにつき、米を40g以上使って製造する穀物酢を米酢といいます。昔ながらのつくり方では、まず糖化した米をアルコール発酵させ、これをさらに酢酸発酵させてつくります。

一方、現在主流となっている製造方法は、糖化とアルコール発酵を別に行い、その後、酢酸発酵をさせるものです。効率的に生産するため、米麹の代わりに酵素剤を使い、より早く糖化させるやり方も普及しています。

また、日本酒づくりでは蒸米を3回に分けて加えるのが一般的ですが、現在の一般的な米酢製造では蒸米は1回、または2回とし、酢酸発酵の材料となるアルコールをより効率的につくり出しています。

米の糖化には、米麹の代わりに酵素剤を使うこともあります。また、発酵が終わった後、2～3か月熟成させてから商品化するのが一般的です。

米酢は糖分が比較的多く、アミノ酸も豊富に含まれています。エキス分も多くて独特の芳香があるため、すしや酢の物などの和食によく使われます。

〔粕酢〕 握りずしのシャリ用として人気

日本農林規格の分類では、これも穀物酢に当たります。

日本酒づくりの副産物である酒粕を利用してつくられるもので、酒粕中に残っているアルコールやでんぷんを抽出し、さらにアルコールを加えて酢酸発酵させます。または、酒粕を2～3年よく熟成させてから、水を加えて酢酸発酵の材料とします。

粕酢はまろやかな酸味と甘味、うま味が調和したコクのある味が特徴。なかでも、濃厚で赤味がかった色をしているものは「赤酢」と呼ばれます。粕酢は江戸時代に生まれた握りずしに使われた酢で、いまもシャリに「赤酢」を使っていることをアピールするすし店が見られます。

〔麦芽酢〕 ビールからつくられていた、コクのある酢

もともと麦芽酢はビールから作られていた酢で、ヨーロッパでは長い歴史を持っており、いまもドイツやイギリスで人気です。日本でも戦後つくられるようになって、主にマヨネーズの製造に利用されています。

製造では、まず麦芽に4倍の量の水を加え、温めて糖化を促します。その後、ろ過をして麦汁を取り出し、酵母を加えてアルコール発酵させます。このアルコール液に酢酸菌を加えて、十分に酢酸発酵させたら完成です。

原料にたんぱく質が多いことから、アミノ酸が豊富に含まれており、独特の香ばしい甘い香りとうま味、コクがあります。

〔果実酢〕 主にリンゴ酢とブドウ酢の2タイプ

醸造酢のうち、原料に1種または2種以上の果実を使用し、その使用総量が製品1ℓにつき果実の搾汁《さくじゅう》として300g以上のものを果実酢と呼びます。

主な果実酢はリンゴ酢とブドウ酢。リンゴ酢はアップルビネガー、あるいはサイダービネガーともいいます。リンゴ果汁を原料として、まずアルコール発酵させ、それから酢酸発酵させて仕上げます。

リンゴ由来の芳香があり、酸味もまろやかなので、調理に使われるほか、飲酢用の酢として薄めてよく利用されています。また業務用として、マヨネーズやドレッシングなどの原料に使われています。

ブドウ酢には白ブドウ酢と赤ブドウ酢の2種類があり、白ワインビネガーや赤ワインビネガーとも呼ばれています。ブドウ果汁をアルコール発酵させた後、または果汁にアルコールを加えて、酢酸発酵させてつくられます。洋風料理のドレッシングやマリネなどに利用されることが多い酢です。

〔酒精酢〕酢酸濃度が10％以上もある

サツマイモやジャガイモといったでんぷん質の原料や、砂糖製造のときにできる廃糖蜜などが原料です。まずはアルコール発酵させたあと、蒸留・精製して純度95％のアルコールをつくり出します。これを原料にして、適当な栄養分を補い、酢酸発酵させて酢にします。

穀物酢や果実酢などよりも酢酸濃度が高く、10～12％もあるのが特徴です。一般用としては出回っておらず、マヨネーズやソース、ケチャップ、漬け物などの加工用として使われています。

無色透明の液体で、一見、化学的に製造される合成酢のように見えますが、醸造酢特有の風味を持っています。

〔蒸留酢〕成分を添加して使われる加工用

欧米で生産され、日本に輸入されている酢です。麦芽酢を蒸留したもので、酸度が高いのが特徴。揮発成分しか含まないので、必要に応じて糖分その他の添加物を補い、加工用として使用されています。

酢はいろいろな複合調味料にも利用

これまでの酢の歩みを振り返ると、調味料として利用する際は、単独で使うよりも、ほかの何かと合わせるケースのほうがより多く見られました。これは薬としてよく使われてきた歴史があるからです。

近世になると、欧米では酢をベースにした新しい調味料が発達しました。サラダドレッシング、マヨネーズ、ウスターソース、トマトケチャップなど、いまも人気の高い複合的な調味料です。

日本やアジア諸国でも、酢に香辛料や食材を加えたさまざまな合わせ酢が使われてきました。特に江戸時代の日本では、味噌と合わせた酢味噌をベースに、非常に多くの合わせ酢が発達しました。今日でもゆず酢味噌や、醤油と合わせた三杯酢、土佐酢、ぽん酢などが広く使われています。

では、酢を使ったさまざまな調味料について見ていきましょう。

〔ドレッシング〕ギリシャ、ローマ時代は酢の薬効を期待

サラダの語源は、塩を意味するラテン語の「sal」。サラダはもともと、生野菜を塩だけで調味づけして食べるものだったのです。

ドレッシングとしての酢の利用が記された有名な書物は、ローマ時代の政治家、文筆家であるカトーの著書『農業について』。そのなかで、キャベツを生で食べるときに酢をつけると消化が驚異的に良くなり、下痢止めや利尿剤としても優れているとあります。酢のこのような効果は、古代ギリシャでも認識されていました。

サラダドレッシングのレシピをはじめて書いたのは、14世紀の末ごろ、イギリスの

リチャード2世の料理長だといわれています。パセリ、タマネギ、ルリヂサ、クレソンなどの野菜や香草を細かくちぎったものに、生の油をよく混ぜて、酢と塩をかけたとあります。

一方、長い間、生の野菜を食べる習慣のなかったのが日本です。西洋からサラダが入ってくるまでは、ドレッシングとしての酢の利用は行われていません。その代わり、酢に野菜を漬けた酢の物や漬け物は多く見られます。

なお、ドレッシングとは、油に酢または柑橘類の果汁を混ぜて、塩などで調味づけしたもの。油と酢は混ざり合いにくいのですが、その間を仲立ちする卵などを加えるとうまく混ざり合います。こうした水と油が混ざり合った状態を乳化、あるいはエマルジョンと呼びます。

〔マヨネーズ〕　腐らない理由は酢酸・塩分濃度にあり

マヨネーズは油と酢が乳化した半固体状ドレッシングの一種です。大きく分けて、卵の卵黄と卵白を使う「全卵タイプ」と、卵黄だけを使ってつくる「卵黄タイプ」に分かれます。

日本農林規格では、マヨネーズの油脂分は65％以上、水分は30％以下と定められています。原料としては卵のほか、たんぱく加水分解物、食塩、砂糖類、はちみつ、香辛料を加えることが可能です。酢と塩は、30％以下の水分のなかに含まれることになります。

卵という腐敗しやすい原料を使っているにもかかわらず、マヨネーズを常温で長期間保存することができるのは、水分部分の食塩濃度と酢酸濃度が高いのが理由です。一般的なマヨネーズで見ると、全体の食塩濃度は1・7％、酢酸濃度は0・6％ですが、水分部分だけなら食塩濃度5・7％、酢酸濃度2％とずっと高くなります。

マヨネーズに使われる酢は、風味の良さからリンゴ酢が多いようです。とはいえ、もちろん米酢や黒酢でつくることもできるし、油は食用油脂であればサラダ油でもオリーブオイルでもかまいません。

マヨネーズの起源については諸説ありますが、有名なのはバルセロナ沖にあるミノルカ島のマオンに由来する説です。

18世紀半ばごろ、フランス軍のリシュリュー公爵がミノルカ島のマオン港近くの居酒屋にふと立ち寄りました。このとき、居酒屋の主人がありあわせの材料で工夫をこらしてつくってくれたのが、ドロッとしたソースをかけた肉料理。そのソースが肉の味を引き立てて大変おいしく、公爵は大いに満足したそうです。

そこで、公爵は主人につくり方を尋ね、卵と油とレモン汁を使ったソースのレシピを書き留め、パリに帰ってから紹介したといいます。当時の名称は「Salsa de Mahón（マオンのソース）」で、これがのちにマヨネーズと呼ばれることになったというものです。

こうした歴史を受けて、現代の食卓に欠かせない存在になったマヨネーズ。生産量世界一を誇るアメリカでは、１９１２年以降に現在のような工業的生産がはじまったといわれています。

日本では明治時代、西洋料理店で使われるようになりました。工業的には１９２５年に現在のキユーピーが製造販売を行ったのが最初です。

〔ソース〕　中濃・濃厚ソースは日本オリジナル

ソースとは料理にかけたり混ぜたりして、味を引き立たせる液体調味料や液体食品全般を広く指します。何らかのソースが考案されたのは、古代ローマ時代のことだと考えられています。

古代ローマには「リクアメン」、あるいは「ガルム」とよばれる液体調味料がありました。魚を塩とともに発酵させてつくる魚醤油で、現在、東南アジアで使われているナンプラーやヌクマムとほぼ同じものだったと思われます。

当時、この魚醤油に酢や植物油脂、香辛料、ブドウ酒などを加えて使っていました。これが歴史に残っている世界初のソースだと思われます。

ヨーロッパではソースは広い意味を持つ言葉ですが、日本では一般的に、ウスターソース、あるいは中濃ソースや濃厚ソースのことを指します。

ウスターソースの発祥は、その名の通りイギリスのウスター市。この街に住むリーとペリンズという2人の化学者が試作し、好評を得て1837年にリー・ペリン社を設立して、ウスターソースの名で販売を始めたのがはじまりです。

日本にウスターソースが入ってきたのは、江戸時代末期とも明治の文明開化のころともいわれています。最初にソースの製造に着目したのは現在のヤマサ醤油で、「ミカド・ソース」として売り出しました。

ウスターソースは果実や野菜に食塩や糖を加えて煮詰め、ろ過したエキスに酢や香辛料を加えて調合し、熟成を経て製品にされます。

日本農林規格では「ウスターソース類」という分類になり、原料として野菜や果実のエキスと酢、食塩、糖類、香辛料を使うことが必須と決められています。原料のなかでも、特に香辛料の配合が各社の勝負どころのようです。

ウスターソースの酸味は、必須原料として使っている酢によるものです。ただ、鉄板焼きなどに使われることを想定し、酢酸が揮発して刺激臭を発するのをやわらげるために、酢の量を少し減らしてほかの酸味料を補う場合もあります。

中濃ソースや濃厚ソースは日本独自のもので、ウスターソースにはないとろみは、コーンスターチなどのでんぷんでつけられています。このとろみがあることによって、とんかつやフライの衣に染み込まず、サクッとした食感を損ないません。

〔トマトケチャップ〕 日本では1908年にはじめて商品化

ケチャップとは本来、魚介類や果物、野菜、マッシュルームなどを塩で調理した調味料の総称。東南アジアの魚醤油（Kecap）をヒントに、ヨーロッパ人がつくり上げたソースを由来とします。海外にはマッシュルームケチャップ、オイスターケチャップ、クルミケチャップ、バナナケチャップなど多様なケチャップがあります。

とはいえ、日本でケチャップといえばトマトケチャップを指します。トマトはペルーのアンデス山麓が原産。有史以前に先住民によって南米から中央アメリカに伝わり、16世紀の初めごろにヨーロッパに持ち込まれ、そこから世界に広められたといわれます。なかでもイタリアの気候風土はトマト栽培に適しており、18世紀末ごろには食用にされていました。

アメリカでトマトが栽培されるようになったのは１８３６年ごろといわれています。トマトケチャップは１８７０年代、ハインツの創業者であるヘンリー・ハインツがペンシルバニア州で試作したのが始まり。これとほぼ同時期に考え出されたホットドッグと大変相性がよかったため、消費拡大につながったといわれています。

日本ではアメリカより少し遅れた１９０８年、カゴメの創業者である蟹江一太郎がトマトケチャップの商品化に成功しました。

トマトケチャップは、完熟トマトを濃縮して裏ごししたトマトピューレに、酢のほか食塩、砂糖、タマネギ、ニンニク、各種香辛料を加えて煮込んでつくられます。原料のトマトに由来するクエン酸のほか、酢に由来する1％弱の酢酸が含まれるので、pHが低く保存性の良い調味料です。

トマトケチャップとは違いますが、同じトマト加工品の調味料にチリソースがあります。チリソースはトマトケチャップと同じく、濃縮したトマトを裏ごししたトマトピューレを使って、これに酢と食塩、香辛料、糖類を加えて調味したもので、アジア圏でよく使われています。

〔チリペッパーソース〕カプサイシンと酸の刺激で辛み倍増

唐辛子を酢に漬けてつくった辛味調味料がチリペッパーソース。一般的にはタバスコソースと呼ばれることが多いのではないでしょうか。タバスコというのはアメリカの会社の商品名です。

チリペッパーソースは強烈な辛味とともに、酸っぱさを感じるような匂いもあるのが特徴です。厳密にいうと、辛味というのは味覚ではありません。唐辛子に含まれている辛味成分、カプサイシンが口のなかのカプサイシン受容体というセンサーを刺激し、痛覚として起こります。

じつは、このセンサーは酸にも刺激されることがわかっています。このため、チリペッパーソースを口に入れると、まずカプサイシンの刺激によって口のなかが熱く感じ、さらに酸の刺激も加わって辛味が一層増すというわけです。

チリペッパーソースは鮮やかな赤色をしていますが、この色はトマト由来ではなく、原料の赤トウガラシからくるものです。ハラペーニョという緑色の唐辛子からつくるタバスコは緑色をしています。

日本でも江戸時代、青唐辛子酢、葉唐辛子酢、唐辛子酢味噌などという、チリペッパーソースのような唐辛子を使った合わせ酢があり、辛くて酸っぱい調味料として使われていました。

発酵食品の素晴らしい健康効果

おいしくてからだに良い発酵食品は
酢だけではありません。
麹菌などの微生物がつくる
味噌や醤油、清酒、甘酒などの
健康効果も知っておきましょう。

日本の多くの発酵食品で活躍する麹菌

本書では酢酸菌の高い健康効果と、その酢酸菌がまるごと残っているにごり酢の利用のすすめを中心に解説してきました。

ただ、にごり酢をはじめとする酢の仲間のほかにも、発酵したことによって、からだに有効な成分が生まれ、味わいもアップしている食品はたくさんあります。この章では、特に日本人に身近な発酵食品の良さを紹介していきたいと思います。

さまざまな菌のなかでも、日本の発酵食品に最もよく使われるのが「国菌」に認定されている麹菌です。カビの一種で、学名は「アスペルギルス・オリゼ」。コウジカビとも呼ばれます。蒸米に麹菌を生やしたものが米麹で、これを使って味噌や醤油、米酢、甘酒といった、日本を代表するさまざまな発酵食品がつくられます。

こうした発酵食品を食べたり飲んだりするのは、じつはカビそのものやカビのエキスを摂取するようなものです。とはいえ、麹菌はもちろん無毒。しかも、米麹はおよそ1000年にわたって、種麹屋さんで純粋に培養されてきました。世界でも珍しい、完全に「家畜化」されている微生物なのです。

発酵食品の製造で使われる菌として、麹菌が非常に優れているのは、さまざまな種類の酵素を大量につくる働きがあるところです。これらの酵素はでんぷんを分解して液化・糖化したり、たんぱく質をアミノ酸やペプチドに変えたりします。脂質や食物繊維も分解して、より細かい物質を生み出します。

こうした栄養素を分解する働きは、消化管内で起こる消化作用そのもの。つまり、麹菌によって十分発酵した食品は、口に入れる前からすでに消化がはじまっているのです。このため、食べたらすぐに栄養分を吸収し、利用することができます。

麹菌を使った発酵食品のひとつ、甘酒は「飲む点滴」ともいわれます。甘酒には麹菌によって分解されたブドウ糖やアミノ酸、さまざまな健康効果のあるペプチドなどがたっぷり含まれており、飲むとすぐに吸収されるからです。

麹菌には原料の味を大きく変化させる働きもあります。でんぷんやたんぱく質は、じつはそのままでは無味無臭の物質。ブドウ糖やアミノ酸に分解されて、はじめて豊かな味や香りが生まれます。

言い換えれば、こうした発酵食品を食べて「おいしい」と感じるのは、それが十分な発酵を経て、健康成分が増えている証拠だといえます。

「味噌汁は不老長寿の薬」のことわざは根拠あり

発酵食品を食べると、原料そのものにはなかったおいしさを感じ、さまざまな健康効果も得ることができます。日々の食生活に、この「菌食」を意識して取り入れることをおすすめします。味噌や醤油、みりん、塩麹など、日本には主に麹菌を利用した伝統的な発酵食品が多く、和食を食べること自体が菌食といえるかもしれません。

日本を代表する発酵食品のひとつが味噌。大豆を塩漬けにしてつくられる醤《ひしお》が中国から伝わって日本で発展し、味噌になったといわれています。平安時代のころに米味噌が考案され、稲作の普及とともに全国に広がっていったようです。

「手前味噌」という言葉があるように、味噌は各家庭で好みのものをつくるのが基本でした。長い歴史のなかで、いろいろな味噌が考え出され、色の濃さ、原料の粒の残り具合、風味など、いまもさまざまな種類のものが残っています。

味噌がからだに良い、ということは経験的に知られていました。その健康効果については、「味噌汁一杯三里の力」「味噌汁は朝の毒消し」「味噌汁は不老長寿の薬」「味噌で飲む一杯、酒に毒なし」といったことわざで表現されています。

味噌には麹菌がたっぷり含まれています。また、よく発酵した味噌には乳酸菌や酵母も含まれています。日本の発酵食品で、いちばんたくさん菌が摂れるのは味噌といえるでしょう。

また、味噌は健康効果の高い多様な機能性成分を含んでいます。これらの多くは、原料の大豆に由来したものです。大豆に豊富に含まれているたんぱく質には、血中コレステロール低下作用や肥満抑制作用があります。大豆脂質も重要な成分で、善玉コレステロールの増加、脂質代謝の改善、記憶力・集中力の向上作用を持っています。

独特の健康効果によって最近注目されているイソフラボンも、大豆製品から摂取できる成分。骨粗鬆症や更年期障害の緩和といった、女性ホルモンのエストロゲンと似た作用が知られています。また、細胞のがん化抑制やがん細胞の増殖抑制作用があることもわかっています。

米麹に由来する機能性成分も重要で、腸内環境を整えるオリゴ糖、コレステロールを低下させるレジスタントプロテイン、抗酸化作用のある米ポリフェノールなどがあります。レジスタントプロテインとは消化されないたんぱく質のことで、摂取すると食物繊維と同じような働きをします。

味噌には発酵によってできる機能性成分もあり、抗酸化作用や抗腫瘍作用などが期待できます。

例えば、長期熟成した味噌の甘い香り成分「ＨＥＭＦ」。これは酵母の発酵で生まれるもので、抗酸化性や抗腫瘍作用があることが知られています。甘味噌や豆味噌には含まれず、信州味噌などのよく発酵した味噌に含まれています。ただ、古くなるとこの香り成分は減ってしまうので、新鮮なうちに消費するか、密閉した容器に入れて冷蔵庫で保存しましょう。

また、味噌は熟成によって色づきますが、この赤褐色の色素はメラノイジンといって、抗酸化物質のひとつ。仙台味噌のような長期熟成の赤味噌や、真っ黒な豆味噌は強力な抗酸化力を持っています。

《　味噌のがん抑制に対する効果　》

味噌汁摂取頻度別にみた胃がん標準化死亡率

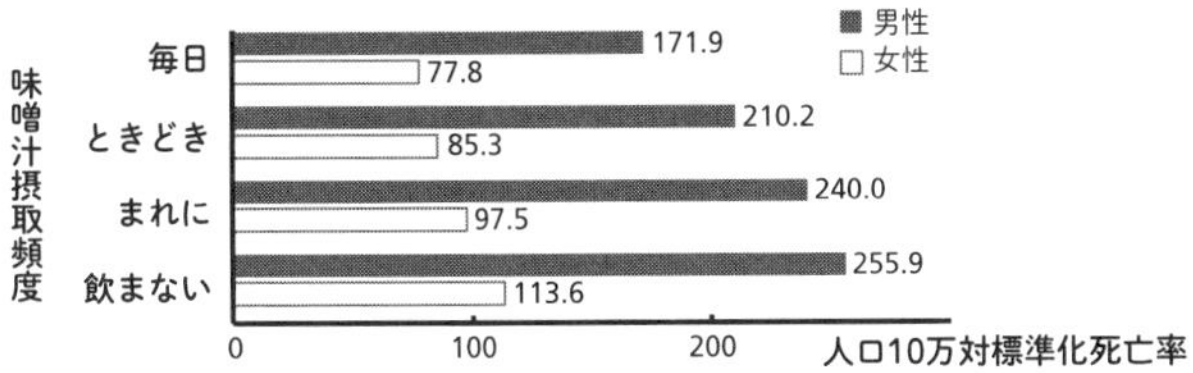

◎みそ汁を毎日摂取することが胃がんによる死亡率を低下させる。（疫学的データ）

Takeshi Hirayama: Relationship of soybean paste soup intake to gastric cancer risk. Nutrition and Cancer, 3, 223-233 (1982)

牛肉の加熱による変異原性発現と味噌漬処理による抑制

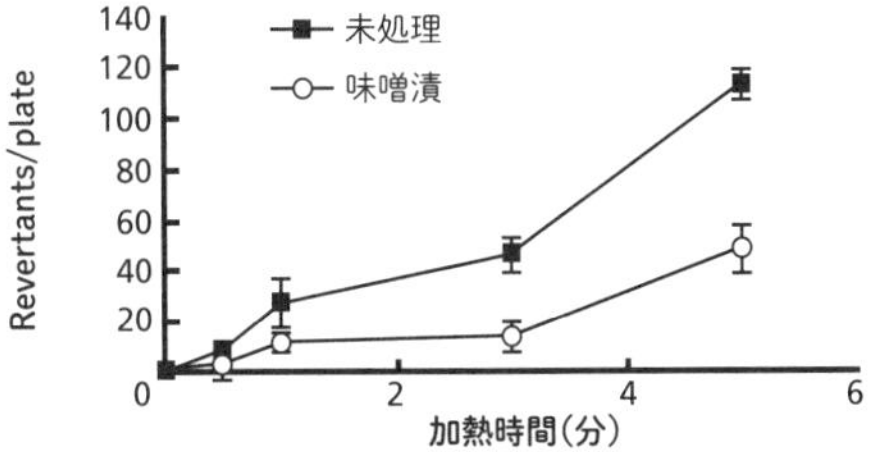

石原和夫：味噌の優れた機能--味噌漬けで焼肉・焼魚の「コゲ」の害が減る--味噌にはマウス肝障害の抑制作用がある、味噌の科学と技術57, 55-66 (2009)

魚の加熱による変異原性発現と味噌漬処理による抑制

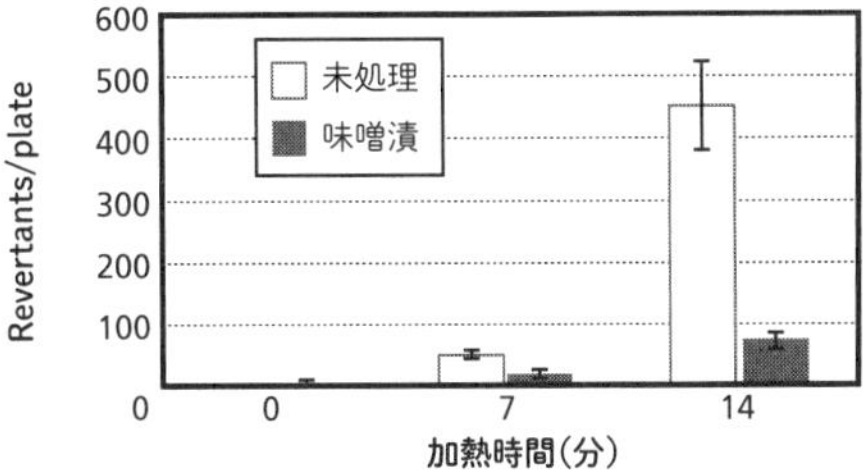

石原和夫：味噌の優れた機能--味噌漬けで焼肉・焼魚の「コゲ」の害が減る--味噌にはマウス肝障害の抑制作用がある、味噌の科学と技術57, 55-66 (2009)

◎牛肉や魚の加熱コゲには変異原性がある。
➜味噌漬けにすることで変異原性を抑制できる。

豆味噌といえば、徳川家康の出身地三河の名産。徳川家康の長寿を支えたのは豆味噌であったといわれているほどです。

そもそも、味噌は全国各地で戦国武将に保護されて発達した経緯があります。信州味噌は武田信玄、仙台味噌は足利尊氏、越後味噌は上杉謙信、豆味噌は徳川家康、豊臣秀吉、織田信長のもとで発達しました。栄養豊富で保存のきく味噌は、兵糧として重宝され、味噌づくりが推奨されたのです。

味噌の健康効果として、特筆されるのはがんを予防する作用。疫学的データによって、味噌汁を毎日食べると、胃がんによる死亡率が低下することがわかっています。乳がんについても有効で、毎日3杯以上食べる人は、1杯以下の人と比べて発症率が40％も低くなります。

試験管内の実験では、味噌に含まれる脂肪酸エステルという物質が、がん細胞などの突然変異を引き起こす作用を抑えることがわかりました。この働きを利用した調理法が味噌漬けで、焦げなどによる発がん性を抑えられるという実験があります。

優れた健康効果のある味噌ですが、塩分が気になるという人がいるかもしれません。

確かに味噌は塩分を含む食品ですが、大豆たんぱく質由来のペプチドには、血圧を下げる働きをするものが知られています。

また、味噌汁の場合、具の野菜に含まれるカリウムや食物繊維に、塩分を体外に排出する働きがあります。葉物野菜なら、かさを減らせてたくさん食べられるので、減塩にもってこい。バランスの良い食生活をおくれば、味噌の塩分についてはそれほど神経質になる必要はないようです。

味噌汁に酢をほんの少量加えると、カルシウムの吸収が高まります。特にシジミの味噌汁に酢を加えるのが効果的です。酢味噌というのは日本で古くから行われていた酢の利用法です。江戸時代の料理書には多くの種類の酢味噌が書かれており、酢と味噌はセットで使われることが多かったことがうかがえます。酢の健康効果と味噌の健康効果を、まとめて手にしようというわけです。

味噌汁は鎌倉時代に日本で発明された正真正銘の日本食です。まさに日本人の健康を支えてきたものといえます。日本の食事はすっかり洋風化・多国籍化してしまいましたが、味噌汁の良さをもう一度見直したいものです。

醤油には免疫機能を強化する働きが！

醤油も日本人にとても身近な発酵調味料ですが、味噌とは違って、健康効果が話題になることはあまりありません。しかし、じつは醤油からもからだに良い成分を摂取することができます。

醤油の注目すべき機能性成分は「ＳＰＳ」という多糖類で、重量の１％程度含まれています。原料である大豆由来の成分ではないかと思われますが、いまのところ、醤油からしか見つかっていません。

このＳＰＳが持っている働きが、抗アレルギー作用と免疫調節機能。スギ花粉症の人を対象にした試験で、ＳＰＳを摂取すると、くしゃみや鼻水、鼻づまりなどの症状が明らかに軽くなりました。メカニズムについては明らかではありませんが、免疫機能を刺激し、活性化するのではないかと推察されます。

ＳＰＳには体内に余分にたまった鉄の排出を促し、新たに鉄を吸収しやすくする作用もあります。女性を対象にした試験で明らかになったもので、貧血の回復や予防に効果を発揮しそうです。

ただし、これらの試験で摂取したＳＰＳは、１日あたり６００㎎。醤油なら60㎖にあたる量なので、含まれる塩分量を考えると現実的には摂取できない設定でした。ＳＰＳに健康効果があるのは確かなので、今後の研究が待たれるところです。

醤油の有効成分で、ほかに注目されているのが「ＨＥＭＦ」。これは味噌と醤油に共通する成分で、酵母の発酵によってできる甘い香りのする物質です。特に濃口醤油にＨＥＭＦの甘い香りがよく感じられます。このＨＥＭＦには抗酸化作用があり、がん細胞の増殖を抑える効果も明らかになっています。

醤油の発酵には麹や酵母に加えて、乳酸菌もかかわっています。醤油乳酸菌と呼ばれ、発酵乳の乳酸菌と違って濃い食塩を好むのが特徴です。研究によって、この醤油乳酸菌には抗アレルギー作用や免疫調節機能があることがわかりました。

醤油はろ過されてから商品になるので、市販の醤油に乳酸菌は含まれていません。有効な働きを持っているので、将来的にはろ過するフィルターを調節し、あえて醤油乳酸菌を残した醤油が誕生してほしいところです。とはいえ、現在の日本農林規格では、醤油は「清澄な液体」と定義されているので、「にごり酢」ならぬ、「にごり醤油」というわけにはいかないようです。

ただ、黒酢と同じ理屈で考えれば、通常でも1年間かけてつくられる醤油には、乳酸菌をはじめとする菌の成分が溶け出している可能性があるので、それが健康機能にどう働くのかは今後の研究に期待したいと思います。

江戸時代には、垂味噌《たれみそ》といって、味噌を水で薄めて煮詰め、布袋に入れて吊るして、自然に垂れた汁を料理の味つけに使っていた記録があります。垂味噌はどちらかというと味噌ですが、濁った醤油のような位置づけの調味料だったようです。なお、醤油も江戸時代に酒づくりの技術が取り入れられて品質が上がる前は、「溜り醤油」といって、味噌の溜り汁みたいなものだったと考えられています。

清酒を飲むと美肌になり、老化も防止

清酒も日本独自の発酵食品のひとつ。「酒は百薬の長」といわれるのもうなずける話です。もちろん飲み過ぎは禁物ですが、微生物の有効成分が豊富という意味では健

康飲料の一種なので、適度な晩酌は長生きの秘訣といえるかもしれません。

清酒の健康効果で、よくいわれるのが美肌効果。これは麹菌の作用が生み出す清酒特有の成分による効果で、表皮細胞の働きを促すので肌荒れ予防に良いでしょう。加えて、清酒にはコラーゲンの濃度を高める成分も含まれており、ダブル効果で美肌づくりが期待できます。また、肌の健康については、アトピー性皮膚炎を予防する成分があることもわかっています。

微量でもからだに有効な機能性成分、ファイトケミカルも清酒には含まれています。フェルラ酸という最近注目の物質で、高い抗酸化作用と紫外線吸収効果を持ち、老化防止に効果を発揮します。

清酒には、たんぱく質が分解されてできた各種ペプチドも豊富。これらが持つ血圧降下作用や健忘症抑制効果も、適度な飲酒によって期待できそうです。

清酒は飲用としてだけでなく、調味料としても発達しました。料理酒というと、みりん風発酵調味料やクッキングワインなど、食塩を加えて飲用できなくしたものをイメージすると思いますが、飲む清酒も料理に使われます。

割烹料理屋などでは、清酒をたっぷり入れて料理をすることがあります。アルコールの効果で煮崩れを防いだり味の浸透を良くしたり、うま味や風味づけなどにもなります。火にかけるので、最終的にはアルコール分は飛んでなくなります。清酒も料理に使えば、「百薬の長」を無理なく得ることができるわけです。

また、酒税法では「雑酒」になりますが、「灰持酒《あくもちざけ》」という日本特有の酒があります。発酵が終わった清酒に木の灰を加えて、1日置いてから絞ってろ過したもので、強い甘味があり、醤油のような濃い赤色をしている酒です。

代表的な灰持酒には、熊本の「赤酒」や島根の「地伝酒《じでんしゅ》」などがあり、どれも甘味が強くて、料理でみりんのような使い方をする酒です。

健康効果あふれる甘酒は、まさに「飲む点滴」

「飲む点滴」といわれる甘酒には、米麹と水からつくる糀《こうじ》甘酒と、酒粕を湯で溶いて甘みをつけた酒粕甘酒の2タイプがあります。どちらも主原料は米で、麹菌の発酵によって生まれた有効成分をたっぷり含んでいます。なお、糀甘酒の「糀」という字は、米に麹菌を生やしたときの見た目が、米に花が咲いているように見えることから日本で生まれた漢字です。

甘酒にはさまざまな健康効果があります。糀甘酒のいちばんの効果は、豊富なブドウ糖の即効性エネルギーです。ブドウ糖は米のでんぷんが麹菌の酵素で分解されてできるので、甘酒の主成分といえます。ブドウ糖はからだに取り込まれて代謝されますが、その際に必要なビタミンB_1も甘酒に含まれています。さらに、必須アミノ酸や微量ミネラルも含まれているので、「飲む点滴」といわれるわけです。

また、糀甘酒には米のでんぷんに麹菌の酵素が作用してできるオリゴ糖も含まれています。オリゴ糖は腸内細菌のエサになって、腸内環境を整えることで免疫力向上につながると考えられています。

糀甘酒の効果としてほかにもうれしいのが、体重増加の抑制。マウスに甘酒を与えたところ、高脂肪食のエサで飼育しても体重はほとんど変わりませんでした。

マウスに塩分の高いエサとともに甘酒を与えると、通常なら血圧が上昇するところ、低く抑えられたという実験もあります。これは甘酒に含まれるペプチドによる作用だと考えられています。

酒粕甘酒には、米由来の成分であるレジスタントプロテインも豊富。脂質の代謝改善、コレステロール低下、腸管内で油の吸着や肥満の抑制、腸内環境の改善といったさまざまな健康効果を持っています。レジスタントプロテインは糀甘酒にも含まれることがわかりました。コップ１杯の糀甘酒を毎日摂取し続けると、悪玉コレステロールを下げる働きが期待できるという臨床結果があります。

糀甘酒はでんぷん由来の天然のブドウ糖が豊富に含まれるので、これを砂糖代わりに料理に使うこともできます。何しろ、糀甘酒には糖以外にたくさんの栄養成分や機能性成分が含まれているので、同じ甘味づけをするなら糀甘酒でしたほうがメリットが大きいのです。

糀甘酒と酢はとても味の相性がいいので、組み合わせて摂るのがおすすめです。濃いめの甘酒に少しだけ酢を加えると、甘ったるさが酸味で引き締まるので、爽快感が増します。仕事帰りや忙しい朝には、よく冷えた酢甘酒をコップ半量飲むだけで活力が出るでしょう。

《　甘酒の健康アップに対する効果　》

体重増加抑制効果

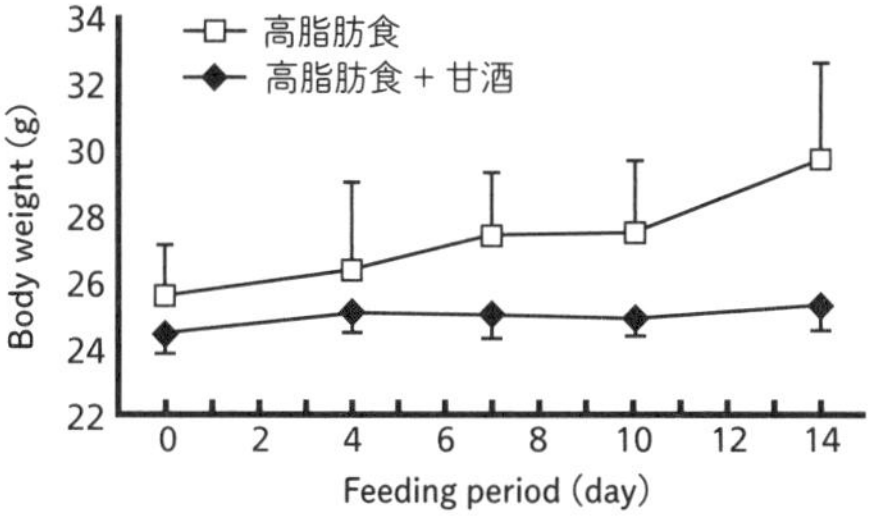

◎麹酒粕甘酒の摂取により高脂肪食を与えられたマウスの体重増加は抑制された

大浦ら、日本醸造協会誌102巻781-788 (2007)(月桂冠総合研究所による)

血圧低下作用

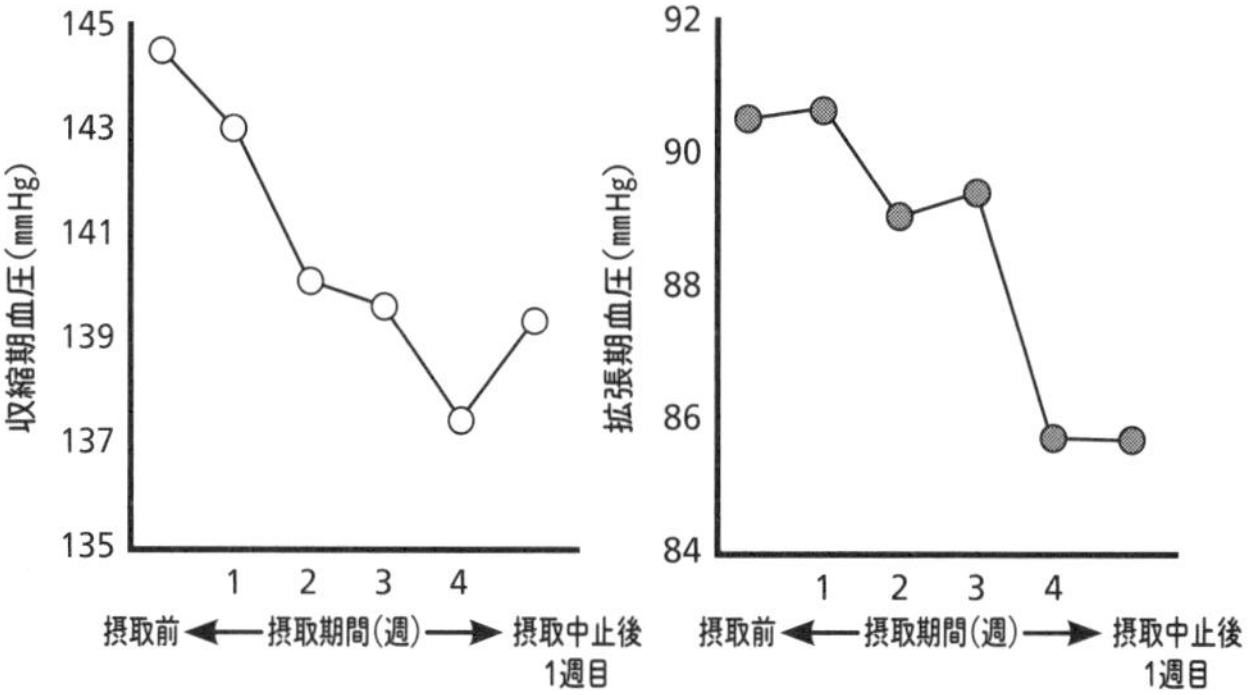

◎酒粕から得られた米ペプチドは、高血圧患者による試験で収縮期・拡張期血圧を低下させた

月桂冠ホームページ「酒「粕」も百薬の長 酒粕から血圧を下げるペプチド」より

納豆も発酵由来の有効成分が豊富

朝食などでよく口にする食べものにも、日本独自の発酵食品がたくさんあります。その代表が納豆です。納豆には大豆由来の栄養に加えて、ナットウキナーゼという有効な酵素が含まれています。血栓を溶かす力が非常に強く、納豆1パックで、血栓症治療薬の処方1回分に含まれているナットウキナーゼを摂取することができます。

ただし、ナットウキナーゼは熱に弱いという性質があるので、納豆を加熱した場合は効果がなくなってしまいます。血液サラサラ効果を得るには、ごはんにそのままのせて食べるのがいちばんです。

ジピコリン酸という成分も、大豆そのものにはなく、発酵過程で生じる物質。抗菌力が強く、腸管出血性大腸菌O157やピロリ菌などに対して働きます。また、血小板を固まりにくくして、血液をサラサラにする効果もあります。

最近、ちょい足しレシピというもので、いろいろな料理に納豆をトッピングする例が紹介されています。なぜかカレーに納豆はよく合います。納豆ふりかけ、納豆ドレッシングなども開発されています。

納豆そのものには塩が使われていないので、あまり気がつかないかもしれませんが、じつは納豆にはうま味成分が豊富に含まれています。それで、完成された料理に足すとうま味がぐっと強まっておいしく感じられるのでしょう。納豆は調味料といえます。

納豆に酢を足してかき混ぜると、ふわふわに泡立ってなかなかおもしろい感覚になります。味もさっぱりしたものになるので、思い切って醤油を使わず、酢と塩だけで食べてみるのも良いかと思います。効果としては、大豆に豊富に含まれるカルシウムの吸収が良くなることが期待されます。

ちゃんと発酵させた漬け物やキムチは栄養満点

漬け物も身近な発酵食品です。野菜自体の栄養や食物繊維が凝縮しているのはもちろん、乳酸菌に関連する有効成分の「γ-アミノ酪酸（GABA）」の働きも得られます。GABAは血圧上昇の抑制、精神の安定、抗利尿ホルモンの分泌抑制など、さまざまな作用を持っている注目の物質です。

覚えておきたいのは、ＧＡＢＡは乳酸発酵していない漬け物には含まれていないことです。市販の漬け物の多くは発酵を経ておらず、浅漬けに味をつけたものなので、購入の際には食品表示欄をチェックするのがいいかもしれません。

家庭で手づくりするぬか漬けは、紛れもなく発酵漬け物です。ぬか漬けには乳酸菌をはじめ酵母やさまざま菌が複雑にかかわっています。また、ぬか中のビタミンＢ群が野菜に染み込むので、ぬか漬けは生食以上にビタミン豊富になります。

発酵漬け物としてよく知られているのはキムチですが、すべての製品が乳酸発酵しているとは限りません。また、発酵キムチにも、保存中にさらに発酵して酸っぱくなるものとならないものがあります。

ほかには京都の柴漬け、長野の野沢菜漬けなども典型的な発酵漬け物です。柴漬けはナスや赤紫蘇を、野沢菜漬けは野沢菜を塩で漬け込み、どちらも乳酸発酵させたものが本来ですが、現在では調味液に浸してつくるものが多いようです。

西洋にはキュウリなどの野菜を酢漬けにしたピクルスというものがあります。よく日本の漬け物を英語でピクルスと表現されることがありますが、実際には同じではありません。漬け物でピクルスに相当するものとしては、らっきょう漬けや紅しょうががあります。

よく発酵した漬け物は強い酸味を持ちます。また、漬け物には塩分の高いものがあります。そういった漬け物はご飯がすすむだけでなく、料理の材料に使ったりトッピングに利用するといい効果を発揮します。

すでに確立された料理である高菜チャーハンやキムチチゲのように、漬け物の酸味や塩味を利用して、料理を意外なおいしさに変えることができます。漬け物を使えば、野菜の栄養も摂れるし発酵の味つけもできるというわけです。


このように、発酵食品には、菌または菌体成分が含まれること、菌の働きでできた健康成分が含まれること、そして食材自身の健康成分をおいしく摂取できることというメリットがあります。

特に、日本は発酵調味料がよく発達している国といえます。それは麹菌をうまく利用してきたからです。日本の発酵調味料の多くは、麹菌の働きを出発点として、乳酸菌、酵母、酢酸菌などを総動員してつくられています。

発酵調味料を使って調味することで、あらゆる食事から発酵の効果を得ることができます。これこそが「発酵ライフ」といえるでしょう。

おわりに

本書はにごり酢を大きなテーマとし、酢酸菌の免疫機能に対する効果を中心としたものですが、酢酸菌の周辺情報や酢についても誌面を多く割いて説明しました。

健康効果は人々の関心が高い話題なので、ついそればかりに注目が集まって、極端になると、その効果を得ることだけを目的に過剰摂取することになりかねません。発酵食品がいくら健康に良いといっても、薬ではなく食品なので、おいしく心地良く摂取して、その結果、健康で豊かな生活を送れるのが発酵食品のメリットです。

酢ははるか昔から薬効作用と保存性が注目され、近年では健康飲料として、多岐にわたる機能を持つことで話題になっています。とはいえ、本来、食事に酸味をつけるために使われるようになった発酵酸味調味料です。調味料は食事の味や香りを整え、おいしくするために加えられるものです。どんなに栄養に富んでいても、薬理効果が優れていても、おいしくなければ食品として成立しません。

調味料というのは、料理のなかでは食材のひとつですが、あらゆる料理に加えられて、毎日の食生活に取り入れられるという強みがあります。だから、発酵調味料である酢はすごいのです。酢を使うことで、どんな料理でも健康効果がパワーアップします。

この本ではあまり触れませんでしたが、調味料としての酢のパワーもすごく、素材のうま味を引き出したり、色を鮮やかにしたり、香りを華やかにしたり、素材をやわらかく、ときにはかたく締まりをつけたり、そして心地良く爽やかな酸味を与えます。これらの効果は、食品添加物を駆使しても得られますが、酢ひとつあれば十分です。

酢の効果を語るときには、どうしても健康効果にだけフォーカスを当てて、医学的な解説だけで終わってしまいがちです。しかし、酢は食品であって薬ではありません。料理をおいしくする効果があって、そのうえで健康にも寄与するのです。

食品学の立場からは、健康効果の解説には限界があり、試験研究例や学説を紹介するに留まらざるを得ないのが残念です。その代わりに微生物学、食品化学、食品機能学、さらに食品製造学を含む醸造学の視点から酢を包括的に理解することで、酢を正しく利用できるであろうと思い、本書には酢と酢酸菌の周辺情報を盛り込みました。

酢の正しい利用の仕方というのはじつにシンプルで、おいしく味わうことだけです。おいしいものでなければ、毎日の習慣として摂取することはできません。また、楽しさも必要です。ただ「酢が健康に良い」からというだけではなく、発酵食品としての酢を理解して、おいしく飲む、あるいはおいしい味つけで料理を楽しみ、すべての食材から栄養と健康効果を得ることができれば、正しい酢の利用をしているといえるでしょう。

発酵食品がおいしい理由は健康効果を与えてくれるからで、つまりおいしさは健康効果を知らせてくれるシグナルなのです。

この本の出版にあたっては、青春出版社プライム涌光編集部の福田尚之氏に大変お世話になりました。心から深く御礼申し上げます。

２０２１年５月

前橋　健二

〈主な参考文献〉

≫酢をつくる「酢酸菌」のすごい話

飴山實・大塚滋『酢の科学』朝倉書店（２０１０）
酢酸菌研究会編『酢の機能と科学』朝倉書店（２０１２）
松下一信『生物工学90』３４０-３４３（２０１２）
山田雄三『日本醸造協会誌１１３』18-23（２０１８）

≫「酢酸菌」が免疫スイッチを刺激する

安藤朗『日本内科学会雑誌１０４』29-34（２０１５）
江口文陽『木材保存42』12-17（２０１６）
上條文夏ら『薬理と治療47』１９９３-１９９９（２０１９）
八村敏志『化学と生物52』８１４-８１８（２０１４）
吉岡智史ら『薬理と治療47』４６１-４６７（２０１９）

≫伝統的製法による「黒酢」は酢酸菌の宝庫

蟹江松雄『福山の黒酢　琥珀色の秘伝』農山漁村文化協会（１９８９）
橋本雅仁『エンドトキシン・自然免疫研究22』54-57（２０１９）
長野正信『温古知新№56』23-32（２０１９）

お酢の「第一のパワー」も健康に欠かせない

円谷悦造ら『感染学雑誌71』４４３-４５０（１９９７）
酢酸菌研究会編『酢の機能と科学』朝倉書店（２０１２）
多山賢二『日本醸造協会誌97』６９３-６９９（２００２）

日本の酢と世界の酢の知られざる話

飴山實・大塚滋『酢の科学』朝倉書店（２０１０）
大槻真一郎ら『新訂ヒポクラテス全集』エンタプライズ（１９９７）
小泉武夫ら『酒学入門』講談社（１９９８）
樋口清之『新版日本食物史―食生活の歴史―』柴田書店（１９９３）
福場博保・小林彰夫編『調味料・香辛料の辞典』朝倉書店（１９９２）

発酵食品の素晴らしい健康効果

小泉武夫編『発酵食品学』講談社（２０１３）
古林万木夫ら『日本醸造協会誌１０４』６４７-６５１（２００９）
山本泰・田中秀夫『改訂５版味噌・醤油入門』日本食糧新聞社（２０１７）

人生の活動源として

いま要求される新しい気運は、最も現実的な生々しい時代に吐息する大衆の活力と活動源である。

文明はすべてを合理化し、自主的精神はますます衰退に瀕し、自由は奪われようとしている今日、プレイブックスに課せられた役割と必要は広く新鮮な願いとなろう。

いわゆる知識人にもとめる書物は数多く窺うまでもない。

本刊行は、在来の観念類型を打破し、謂わば現代生活の機能に即する潤滑油として、逞しい生命を吹込もうとするものである。

われわれの現状は、埃りと騒音に紛れ、雑踏に苛まれ、あくせく追われる仕事に、日々の不安は健全な精神生活を妨げる圧迫感となり、まさに現実はストレス症状を呈している。

プレイブックスは、それらすべてのうっ積を吹きとばし、自由闊達な活動力を培養し、勇気と自信を生みだす最も楽しいシリーズたらんことを、われわれは鋭意貫かんとするものである。

—創始者のことば— 小澤和一

著者紹介

前橋 健二

東京農業大学応用生物科学部醸造科学科教授。日本の調味料研究の第一人者。
1969年生まれ、長野県出身。1998年、東京農業大学大学院農学研究科博士後期課程単位取得満期退学。博士（農芸化学）。同大学応用生物科学部醸造科学科助手、講師、准教授を経て、2016年より現職。2003年には米国モネル化学感覚研究所にて味覚遺伝子の研究に従事。発酵における微生物と成分変化、発酵調味料、味の解析や味覚のしくみなど、「発酵」と「味」について、多方面から科学的アプローチを続けている。「世界一受けたい授業」（日本テレビ系）をはじめとしたメディア出演も多数。

「にごり酢《ず》」だけの免疫生活《めんえきせいかつ》　青春新書 PLAYBOOKS

2021年6月25日　第1刷

著　者　前《まえ》橋《はし》健《けん》二《じ》

発行者　小澤源太郎

責任編集　株式会社プライム涌光

電話　編集部　03（3203）2850

発行所　東京都新宿区若松町12番1号 〒162-0056　株式会社青春出版社

電話　営業部　03（3207）1916　振替番号　00190-7-98602

印刷・三松堂　製本・フォーネット社

ISBN978-4-413-21182-6